時報出版

# 這樣吃，不失智

天主教失智老人基金會◎著

# 序

天主教失智老人基金會執行長
天主教耕莘醫院院長　**鄧世雄**

## 健康飲食與健康腦袋

近年來，少子化與高齡化的雙重影響之下，健康的老年生活也漸漸受到社會大眾的重視。健康的老年生活包含了各種面向，其中「身體健康、思緒清晰」恐怕是大多數人在步入老年期夢寐以求的。對於好發在六十五歲以上年長者身上的失智症，便成為高齡社會人人談之色變的議題！除了年齡的威脅外，事實上，由於精緻飲食所誘發的心血管病變，導致中風、血栓，進而肇致血管性失智症的比例，也居高不下。飲食與失智症的關係竟是如此緊密！有鑑於此，天主教失智老人基金會便將二〇一一年的推廣重點放在：如何從飲食的面向，來預防失智。

《這樣吃，不失智》這本書便由此而誕生。本書除了讓大家認識失智症之外，還告訴大家應該怎麼吃、吃什麼，才能預防失智症，更保健康。此外，更特別邀請前希爾頓飯店行政副主廚曾群雄師傅為本書設計了四十四道健康食譜，飲食風格偏地中海飲食型態，加上營養師嚴格把關，讓每道料理既美味又不失均衡與營養。

地中海飲食型態強調多攝取蔬果、未精製穀類、豆類與橄欖油，減少肉類（尤其是紅肉）、甜點的攝取，已被國際證實是最健康的飲食方式，也有許多研究顯示這樣的飲食型態與預防失智有正向關連。尤其台灣有許多新鮮蔬菜、水果，加上四面環海的天然環境，海鮮也是隨處可取得，因此想要按照本書的介紹，實行地中海飲食型態，一點都不難！

簡單的料理，讓大腦更健康；透過美味食物的創作過程，讓腦袋也做了無數次的頭腦體操，創造健腦的美妙關係。

最後，感謝安聯人壽江孟哲總經理率領團隊同仁全力協助本書的策劃。其次要感謝輔仁大學餐旅系李青松主任及曾群雄師傅所帶領的工作團隊，設計、示範出豐盛的美味佳餚。當然，還得謝謝天主教耕莘醫院神經內科醫師與營養師的合作，以醫學與營養學的角度，為這一系列的「健腦」食譜擬定出以低油、低鹽的飲食原則，但又不失美味的黃金組合，讓本書成為崇尚健康又喜愛美食者，不可錯過的最佳選擇。

# 序

## 預防失智，大家一起來！

安聯人壽相信企業社會責任不僅僅是捐款而已，我們致力成為積極且負責的優秀企業公民，以永續經營的方式來管理企業，並以實際的回饋行動支持本地的非營利組織，所以自二〇〇六年開始，安聯人壽便與天主教失智老人基金會合作募款活動，積極喚起國人對失智症的認識與重視。

在社會大眾的熱情支持之下，近五年來累積捐款人數已超過五千人，捐款總額更突破二千一百萬，透過此一結集公眾之力量，讓基金會不僅能提供失智患者日間乃至於二十四小時之居家照護、獨居長者送餐服務，總照護時數高達二百三十多萬個小時，也為台北縣市四百多位獨居長輩提供送餐與居家服務。這些一點一滴的成果，都要感謝一路支持及陪伴我們的天使捐款人。

安聯人壽總經理　**江孟哲**

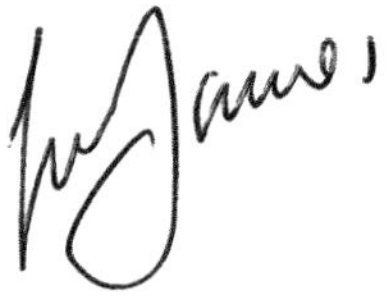

然而預防勝於治療，光是消極提供失智長輩醫學治療及照護是不夠的。去年安聯人壽透過贊助《大腦保健體操》光碟的拍攝，鼓勵大家多運動，降低失智症與心血管疾病的發生機率，今年更將關懷面向擴大至飲食，積極提倡「地中海飲食」，鼓勵國人運用已被科學證實的健腦食材，從日常料理中儲存腦本，降低日後失智症的發生機率。因此本書的食譜便依此原則而誕生了。

健康飲食能帶給人滿滿的能量、可降低罹癌風險；更可控制體重，讓身體感覺輕鬆無負擔。誠摯邀請您與我們一起加入對抗失智症的行列，您將會發現另一種優質、美味的健康飲食！

# 序

輔仁大學民生學院院長　王果行

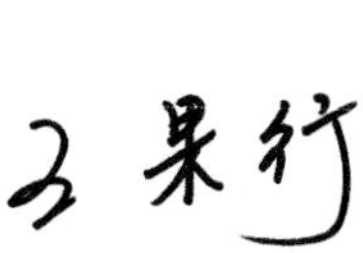

## 吃出身、心健康

我們常說無論我們費盡心血將餐食設計得多麼符合個人營養需求，如果顧客（或家人）不吃下去（或吃不下去），則所有的努力皆白費。因此製備色、香、味俱全，又能達到個人所需，且有預防慢性疾病，維護身體健康之功能，是飲食設計製備者追求的目標。

這本《這樣吃，不失智》主要是針對占相當比例因腦血管病變所引起的失智症，設計的西式「地中海飲食」。許多營養流行病學調查指出，「地中海飲食」食材多樣化，包括多量的蔬果及水產品，也食用富含單元不飽和脂肪酸的橄欖油，具備有預防心血管疾病的優點。

負責設計及製備這本食譜的曾群雄老師，曾經赴歐洲接受藍帶學校西餐製備訓練，不但在業界有豐富的經驗、在輔仁大學任教多年，也是輔仁大學民生學院中國際交換學生共教共學英語授課課程中特聘教師。我曾經去旁聽過一次曾老師的課，深受老師認真、豐富、活潑生動的教學而感動。這次他秉持一貫的嚴謹態度，為預防失智症設計的食譜，不僅兼具營養，更是道道美味。此外，食譜中除了少數的食材（如起司）之外，大部分是利用本地食材，也頗能達到「低碳飲食」的目標。

更特別的是，當中還有幾道焗烤料理。西餐中焗烤餐點是許多需要注意體重控制者「無法抗拒的誘惑」，由於含高熱量也是要維持健康體重者被建議應拒吃的項目，但是曾老師設計以低脂起士片取代高熱量的焗烤起士絲，熱量減半，美味不減。另外，我們還可以從量上著手，也就是說：如果主菜整份熱量太高，我們就只吃一半或三分之一份，加上富含高纖的全穀類主食、生菜沙拉及低卡醬汁，飯後佐以新鮮水果，就能輕鬆享受美食，而無節食那種受苦受難的感覺。

如果有適當的設備，依照好的食譜，絕對可以做出好的餐點！這本書裡的食譜，食材容易取得，作法簡單，許多東西可事先做好前置準備，平日下班後可簡單加熱，快速為家人準備好餐點；如果要宴客，也可事先做好前處理，到時候便可優優雅雅、打扮得漂漂亮亮的享受與客人共享美食的樂趣。

我想這本書是提供我們由美食中獲得身、心愉快與健康的最好選擇。

# 序

春禾劇團教學暨藝術總監　**郎祖筠**

## 全家這樣吃，全民不失智！

跟許多家庭一樣，一旦家人出現疑似失智脫序的行為時，最困擾也最需要立即確認的就是「失智的判定」，以及一旦確定罹患失智症之後的居家照護。

我父親在確認罹患失智症之前，就已經是高血壓、糖尿病患者，在他還能四處「趴趴走」的時候，根本管不住他亂吃喝的習性；失智之後在家照護他的飲食，當時真令母親和外勞傷透腦筋。一向好脾氣的老爸，為了食物太過清淡、無趣經常賭氣，還常懷疑我們想「餓死他」。

《這樣吃，不失智》一書，不只是提供金牌大廚設計簡易美味、色香味俱全又兼顧健康的食譜，還教導讀者健忘或失智的判辨及失智症者的居家照護。我只能說：千萬別讓我母親發現這本即將造福無數家庭的好書！否則她一定怨嘆加三級的控訴，怎麼不就早幾年出版，好讓她照表操課、按圖索驥地照護父親，就不至於黑著燈摸索，挖空心思還老碰釘子。

其實，還不只是針對失智的長輩，這醫療、理療、食療皆俱的內容，更適合全家大小，一起實踐、共同品味。

邀請讀者們把書帶回家，全家這樣吃，全民不失智！

# 目錄

CH 03

## 吃什麼——預防失智的食物



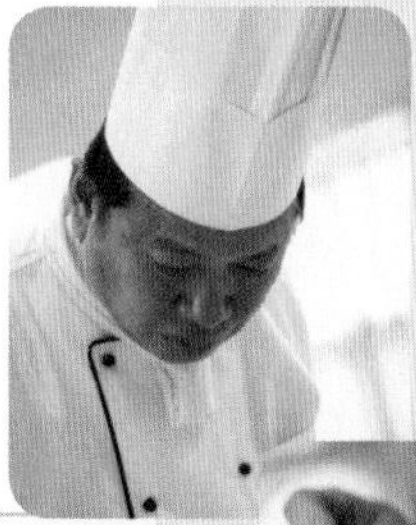

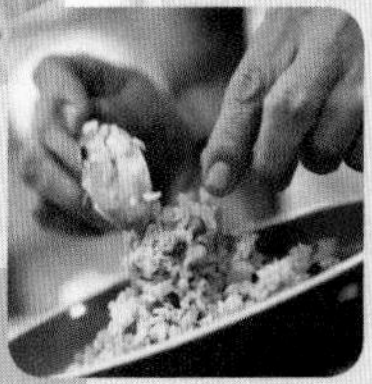

## CH04 好好吃——防失智保健料理 102



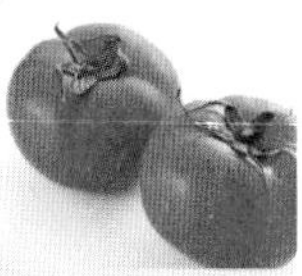

CH/01

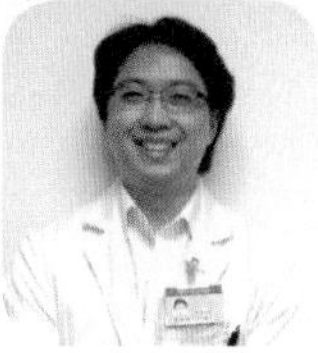

# 最長的告別——認識失智症

耕莘醫院神經內科醫師
劉議謙 撰

## 健忘、老化還是失智？

台灣地區的老年人口（年齡超過六十五歲者）已突破二百三十五萬，大約為總人口數的一〇％，老年人的健康與照護問題早已成為青壯年人口即將面對的嚴峻考驗。而隨著人口老化帶來的眾多問題之一，就是在老年族群好發的失智症人口也會隨之大幅增加。根據統計資料，超過八十五歲的長者，罹患失智症的機率幾乎有三成，也就是三個人當中就有一人罹患失智症。

事實上，罹患失智症的長者無論在疾病的病程、日常生活的照顧、復健的需要、藥物的投與，甚至社會福利的需求，都與正常老化的長者有極大的不同，而認識失智症就是面對問題的第一步。

案例一

王奶奶有慢性疾病，每個月都必須到醫院拿藥。這天，她一如往常穿戴整齊後出門，走到巷口的公車站牌等車到醫院。她呆坐在候車亭，望著前方來來去去的公車，竟怎麼也想不起來，該搭哪一路公車到醫院。

案例二

陳太太是個職業婦女，白天上班工作壓力大，下班回家後還得照顧一家大小。這天，陳太太下班，在回家路上先到超市買菜，又到便利商店繳了有線電視收視費。回家後，丟下包包便捲起衣袖開始準備全家的晚餐。

魚下鍋煎，湯下鍋燉，一邊挑菜，「咦，湯加過鹽了嗎？好像還沒。」她心裡嘀咕，加了鹽，將魚翻面，繼續挑菜，回頭又忘了，到底湯有沒有加過鹽了？忽然又想起桌上那張信用卡的帳單還沒繳。她想：自己可能太忙、太累了，才會忘東忘西。

案例三

子琦的父親是民國三十八年隨國民政府撤退來台的軍人，當年三餐不繼的顛沛生活，在他心中埋下陰影。在外地工作的子琦每晚都會打電話回家，父親接起電話通常第一句話都會問：「吃飽了沒？」

這晚，子琦又打電話回家，電話那頭傳來熟悉的聲音：「吃飽了沒？」「吃飽了。爸，今天好嗎？」「很好，很好。妳吃飽了沒？」

子琦納悶，不是才剛問過，怎麼又問同樣的問題，「吃飽了。爸，你要記得吃藥喔。」「嗯，剛剛吃過藥了。對了，妳吃飽了沒？」……

王奶奶、陳太太和子琦的父親，是健忘、老化還是失智？

繁忙的現代人，忘東忘西幾乎成了通病，而人老了記性都會不好，這幾乎是人盡皆知的過程，但是失智症造成的記憶退化與健忘、老化，卻是大大不同。

失智症早期最明顯的症狀就是記憶力的退化，然而這樣的症狀卻常常會被視為「老了」、「沒用了」，而讓疾病持續惡化。失智症造成的記性退化與正常老化有何不同呢？

舉例來說，正常老化造成的記性不好，可能只會讓人偶爾記錯時間、偶爾忘記久未謀面朋友的名字，但絕不影響日常生活運作，但失智症造成的記憶退化及其他認知功能下降，卻可能讓人忘了住家附近的路而迷路，或忘了是否吃過飯而不斷重複吃飯，讓人無法繼續平常的生活。

雖然很多精神問題、心理問題也會讓人暫時性的出現上述的行為，但經過治療或排除心理問題後，這些行為是會恢復正常的，但是失智症所造成的記憶退化及其他認知功能下降，是不會恢復的。

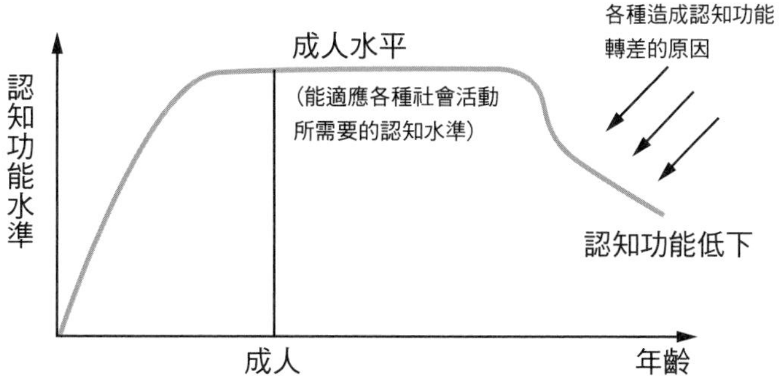


失智症造成認知功能的變化（改編自目黒謙一，《癡呆の臨床》）

簡單說，失智症就是在排除其他心理、生理、社會問題，而確定是**「腦中病理變化」造成認知功能不良，足以影響生活的病症的總稱**，所以並不是單一項疾病，也不只僅有記憶力減退的問題而已，還會有時間或空間概念、抽象思考能力、語言能力等各方面的功能退化，同時可能出現個性改變、出現妄想或幻覺等症狀，足以影響日常生活。

## 我有失智症?!——簡易檢測表

如何確定一個人有失智症？這得仰賴現有的神經心理測驗，由專業醫師透過測驗結果判斷是否罹患失智症。

即使在診斷確定後，這些心智測驗也可以拿來持續追蹤患者認知功能的退化速度與退化種類，是失智症診斷中不可或缺的一環。

在各種檢測量表中，最容易施測，且施測時間最短的就是「簡易心智狀態問卷調查表」（SPMSQ）。

雖然「簡易心智狀態問卷調查表」的測量結果無法作為失智症臨床診斷的標準，但此表簡單易懂，一般人都可以操作，不失為民眾自我篩檢的簡便工具。

## 簡易心智狀態問卷調查表(SPMSQ)

| | 問題 | 注意事項 |
|---|---|---|
| 1. | **今天是幾號？** | 年、月、日都對才算正確。 |
| 2. | **今天是星期幾？** | 星期對才算正確。 |
| 3. | **這是什麼地方？** | 對所在地有任何的描述都算正確。說「我的家」或正確說出城鎮、醫院、機構的名稱都可以接受。 |
| 4-1. | **您的電話號碼是幾號？** | 經確認號碼後證實無誤即算正確。或在會談時，能在二次間隔較長時間內重複相同的號碼即算正確。 |
| 4-2. | **您住在什麼地方？** | 如沒有電話才問此問題。 |
| 5. | **您幾歲了？** | 年齡與出生年、月、日符合才算正確。 |
| 6. | **您的出生年、月、日？** | 年、月、日都對才算正確。 |
| 7. | **現任的總統是誰？** | 姓氏正確即可。 |
| 8. | **前任的總統是誰？** | 姓氏正確即可。 |
| 9. | **您媽媽叫什麼名字？** | 不需要特別證實，只需說出一個與自己不同的女性姓名即可。 |
| 10. | **從20減3開始算，一直減3減下去。** | 期間如有出現任何錯誤或無法繼續進行即算錯誤。 |

### 失智症評估標準

心 智 功 能 完 整：錯 0-2 題　　中度心智功能障礙：錯 5-7 題
輕度心智功能障礙：錯 3-4 題　　重度心智功能障礙：錯 8-10 題

**如果答錯三題以上（含），請立即前往各大醫院神經內科或精神科，做進一步的失智症檢查，以求及早發現，及早治療，減緩失智症繼續惡化！**

## 失智症的十大警訊！

**▼對時間或地方的概念變差，容易走失**

有時明明在家裡，卻吵著要回家；出去會忘記回家的路；時間地點常搞錯，日夜顛倒；無法辨識家裡的房間、廁所、廚房、客廳的位置。

**▼近期記憶喪失以致影響工作技能**

失智症患者常忘記身在何處，剛剛發生的事情很快就忘記了，即使經提醒也不復記憶。例如：平日的電腦操作無法明確完成，甚至開始討厭排斥、電視遙控器也變得不會使用、行動能力變緩慢、失去工作的能力或者退化、再學習新的事務變得有困難。

**▼行為與情緒出現改變**

表情淡漠、呆板僵硬、憂鬱、悶悶不樂、心存多疑、情緒上明顯起伏不定、喜怒無常。

**▼抽象思考能力降低，無法思考複雜的事務**

無法操作較複雜的事務，如：加減運算買東西、無法辨識金錢的真假、不知道鑰匙是拿來開門、筆可以用來寫字、筷子是用來吃飯夾菜。

**▼喪失活動力及對生活事物失去興趣**

對人事物或活動都沒有興趣、拒絕進食、把自己封閉起來不願與人交談、社交生活也變得有障礙、原來常做的事現在卻提不起勁。

**▼有語言表達的問題，無法說出確切的名詞**

對於身邊家人與朋友的名字記不起來，也不能用正確的字句將心裡想表達的想法說出來，更時常突然間忘記東西的名字，如：手錶會說是看時間的東西，或者自創新語及重複言語。

**▼判斷力變差，警覺性降低**

時常將不能吃的物品拿來吃、不知天氣冷熱、不知飽餓、感覺遲緩、誤認或錯認、無法辨識環境危險。

**▼很難完成原本熟悉的家庭事務**

常常忘記自己在煮飯，或者買了滿滿一冰箱的菜，卻重複去買菜，甚至忘記家裡的陳設，在日常生活中功能執行變得困難有障礙，例如：衣服洗不太乾淨、煮的飯菜味道不合大家的口味。

**▼物品擺放錯亂**

譬如：大白菜放到書櫃裡、把衣服放到冰箱，或物品突然找不到時，會誤以為家人偷他的物品。

### ▼個性急遽改變

例如好好先生卻變成有攻擊暴力傾向，心情憂鬱、焦躁不安、沒耐性、脾氣激動易怒，也變得比較不注意隱私。

## 失智症的種類

在失智症的分類上，常見的有以下幾種：

### ▼阿茲海默氏症（Alzheimer's Disease）

阿茲海默氏症是最常見的失智症。目前世界上的流行病學大多顯示：與阿茲海默氏症相關的失智症，占全部失智症的六〇%以上，而造成阿茲海默氏症最危險的因子就是**年齡**。對超過六十五歲的年長者而言，年齡每增加五歲，罹患阿茲海默氏症的機率就會倍增。

由於早期的阿茲海默氏症的病理變化，主要在腦部掌管記憶的海馬迴，所以出現的症狀會有：以短期記憶缺失為主的片段記憶喪失、由於忘記問過而不斷重複問題等。根據統計，超過一半的患者在出現記憶障礙的同時，其他的認知功能常常也已經受損，會發生如：執行能力不佳、失語症、失認症等症狀，而煩躁不安、漠然與憂鬱，則是阿茲海默氏症患者最常出現的精神症狀。

## ▼血管性失智症（Vascular Dementia）

血管性失智症，顧名思義就是因為腦血管性的原因（也就是俗稱的腦中風）造成的失智症，是因腦血管出血或梗塞的部分直接影響了該區的皮質功能，也就是因腦中風或慢性腦血管病變，使腦部血液循環不良，導致腦細胞死亡，造成智力減退。

無論是血管阻塞或出血都有可能會破壞認知功能，進一步造成失智症，像是一些患者在左側的大腦動脈梗塞後，由於相對應的語言區受到了破壞，所以即使患者在腦中風逐漸痊癒後，仍會留下失語症的後遺症，更遑論多次中風的患者，大腦中很多認知功能可能都會出現問題。

還有一些不幸的患者，雖僅僅一次中風，卻因在一些特定的腦區（如丘腦、尾狀核等）出現梗塞或出血的情形，由於這些都是對認知功能相當重要的位置，所以也可能造成認知功能急遽變差，這種情形就好比戰爭時，對總統府、飛機場、車站等地方轟炸一樣，即使只是一個地點的轟炸成功，也會造成嚴重的後果，這也就是為什麼這樣的腦中風被稱作「策略性腦中風」了。

另外，有些患者則是皮質下神經纖維密集處的小血管，由於慢性高血壓、糖尿病、高血脂的影響而逐步阻塞，進而讓這些皮質下神經纖維受到損傷，而造成認知功能受影響。由於這些神經纖維並不直接負責特定的認知功能，所以患者的症狀就以動作遲緩、步態不穩、認知功能退化、大小便失禁等為主。這些症狀都是在初期的阿茲海默氏症少見的。

### ▼額顳葉失智症（Frontotemporal Dementia, FTD）

額顳葉失智症，顧名思義就是以大腦額葉及顳葉萎縮為主的失智症。雖然名為額顳葉失智症，但其實它的臨床表現仍視患者大腦的萎縮部位，是以額葉為主或以顳葉為主。研究人員估計，在六十歲前失智的患者有高達一半的人屬於這類型的失智症。

額顳葉失智症與傳統的阿茲海默氏症患者症狀大不相同（額顳葉失智症以語言、行為的症狀為主，阿茲海默氏症以記憶為主），又經常在中壯年發病，也因此常被誤診，是一個非常需要社會大眾關心的疾病。

### ▼路易氏體症（Dementia with Lewy Bodies）及帕金森關聯性失智症（Parkinsonian-related Dementia）

在所有失智症的種類中，最容易出現視幻覺的就屬路易氏體症了。這種幻覺有時會相當的逼真，甚至讓患者分不清是真是假。除了視幻覺外，路易氏體症也容易出現症狀時好時壞的波動（Fluctuation）現象，這樣的症狀波動可以用小時、甚至分鐘為單位變動。

而帕金森關聯性失智症會有明顯的僵硬、靜止性顫抖、步態不穩等類似帕金森氏症的症狀。

另外，無論是路易氏體症或帕金森關聯性失智症都容易出現

「快速動眼期睡眠障礙」，也就是說患者在快速動眼期睡眠時，肌肉不像一般人會失去肌肉張力，也因此常常會把夢境「演出來」，讓枕邊人無比的困擾。

## 預防失智症，請你這樣做

世紀之病——失智症，是高齡化社會必須面對的重要課題。國際阿茲海默氏症協會在二〇〇五年底調查指出，全世界每七秒就出現一位新的失智症患者。

下一個罹患失智症的人可能就是你我！

對抗「不可逆」的失智症，最好的方法、也是唯一的方法就是阻止、延緩它的發生。我們要如何由生活層面預防失智症？

### ▼規律運動

已有很多研究證實規律的運動可以降低失智症發生的風險。失智症患者若有規律的運動，患者的心智功能，如：執行功能、短期記憶、語言能力等，也都能獲得一定程度的進步。那麼怎樣的運動才能達到所謂「規律運動」的運動量呢？簡單估計，每週至少三次，每次至少三十分鐘的快走，就算足夠的運動了。

## ▼盡量避免頭部外傷

頭部外傷也被證實是失智症的危險因子之一。主要因為頭部外傷多多少少會造成創傷性腦傷（Traumatic Brain Injury），這樣的腦傷很可能在年齡較長時，與其他相關的病理變化合併而造成失智症。

這樣說，可能很多讀者會感到疑惑：頭部外傷一般都是意外，要怎麼避免呢？在年輕族群身上，感官的敏感度都還沒衰退，可以很輕鬆的察覺障礙物而避免跌倒，當然不會造成頭部外傷；即使真的跌倒了，本能的身體反應也會盡量保護頭部，避免頭部受傷。

但同樣的情況發生在平衡、視覺、聽覺等感官功能都變差的年長者身上，就完全不是那麼一回事了。年長者不但容易跌倒，跌倒後也容易造成頭部傷害。所以，對年長者而言，要盡量避免頭部外傷，就要從合適的環境布置開始，比如：減少雜物堆放、盡量增加室內傢俱、地板、壁紙等顏色的對比度、減少門檻等地面高度差異等，加上足夠的柔軟度與肌力訓練，以降低頭部發生外傷的機會。

## ▼降低心血管危險因子

血管性原因是失智症的主因之一，因此腦中風的預防、高血壓、高血脂的治療、糖尿病的控制等，都可以盡量減少血管硬化，進一步降低失智症的發生機率。而根本的對策就是改變生活與飲食習慣。

若有吸菸習慣者，最好**戒菸**。因為香菸裡有尼古丁、一氧化碳、焦油等，超過兩百種以上讓血管壁提早硬化的物質。

現代人越來越精緻的飲食，也是血管硬化的原因之一，怎樣調整自己的飲食習慣，來延緩血管硬化的速度也是一大重點。

除此之外，**釋放壓力，活化腦細胞，多參加社交活動，刺激大腦功能**，也是預防失智的好方法。

至於，該「怎麼吃」、「吃什麼」才能遠離失智症的威脅？

CH 02

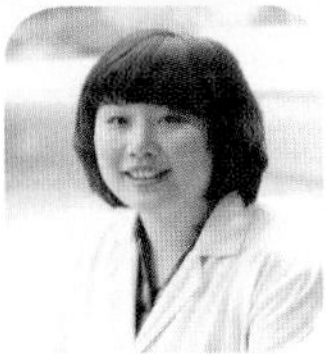

# 怎麼吃——打造健康飲食

耕莘醫院營養組 撰

## 這些東西不要吃！

### ▼紅肉類及加工食品

如前所述，血管硬化占失智症成因的一大部分，雖說血管硬化的確是人老化不可避免的一個過程，但某些食物卻會加速這個過程。其中最為人熟知也最多科學證據支持的就是：富含**飽和脂肪酸**的肉類會加速血管硬化，尤其是紅肉，如牛肉等。

與植物中較多的不飽和脂肪酸比起來，飽和脂肪酸可以說是壞處多多，不但會加速血管硬化造成腦中風、心肌梗塞等，也間接造成肥胖、糖尿病及多種癌症。

另外，就是普遍存在於加工食品中的**反式脂肪**，這是由於食物在加工過程中完全氫化或部分氫化的植物油脂。這些被氫化的油脂經常被速食業者使用，原因在於食物加了這些反式脂肪後，可以讓口感更為滑順好吃，而且也可以增加保存期限。舉例來說，加了反式脂肪製成的薯條，保存期限可以由數天增加到數個月之久。然而美味及耐久是需要付出代價的，越來越多的科學證據顯示：食用反式脂肪會造成血管硬化，而增加心臟病及腦中風的機率。

### ▼重鹽食物及甜食

眾所皆知，過度攝取鹽分是造成高血壓的原因之一，而且味道較重、較鹹的食物容易讓人增加食慾，導致吃得過多而造成肥胖。

所以，我們在日常飲食中，應減少醬油、食鹽的使用，並減少醬菜、滷菜、泡菜、火腿、醃魚等高鹽食物的攝取，降低心血管疾病的發生，自然遠離失智症的威脅。

至於過度攝取甜食，不僅會造成肥胖，並會造成高血糖、高血脂、高血壓，對身體可以說是百害而無一益。

然而長期習慣重鹽食物與高糖食物的人，一下子要改為清淡飲食可能沒那麼容易。有兩個簡單的方法，供讀者參考：一是使用新鮮的食材來代替醃漬食物，用食材本身的鮮美來滿足味蕾；另一個則是可使用天然香辛料，如：蔥、薑、蒜、九層塔、迷迭香、薑黃、百里香等，來增加食物的風味。

## ▼含鋁的食品

研究發現，攝取重金屬「鋁」會產生神經毒性，會提高罹患失智症的風險。由於鋁會在人體的神經細胞中積聚，損害神經細胞的功能，擾亂中樞神經系統，導致精神紊亂，而引發失智症。

因此，我們日常飲食中應盡量減少接觸到「鋁」，例如不使用鋁鍋、鋁罐等鋁製品來烹調、裝盛食物。尤其鋁元素如果與醋、檸檬酸等酸性調味料或是可樂接觸久了，飲料中鋁的濃度就會升高。一般鋁罐裝飲料的鋁含量是鋁箔包的八倍，更是瓶裝飲料的二十九倍。

此外，油條中添加的膨鬆劑，製作麵包、蛋糕等用的發泡劑，以及冬粉中添加的明礬，含鋁量都很高，應減少攝取。至於我們日常使用的自來水，為了澄清水質所添加的鋁溶膠，也含鋁成分，因此每當颱風來襲或豪雨過後，水質混濁時，自來水中的鋁物質含量往往偏高，故建議豪雨過後，盡量將自來水盛裝後放置一天，或將水煮沸後，打開鍋蓋，持續滾煮三分鐘，取上層的水飲用，以減少鋁的攝取。

## 這樣吃就對了！

### ▼地中海飲食型態

根據研究指出採取地中海飲食型態，可降低心血管疾病的發生率，同時也可有效降低輕度認知功能障礙的發生，降低轉變為失智症的風險，是非常值得日常實行的飲食型態。

地中海飲食型態提倡多蔬果、豆類及全穀類，主張攝取含有較高比例單元不飽和脂肪酸的油脂，如：橄欖油、堅果；肉類則以魚類為主，盡量避免食用含有飽和脂肪酸的食物，如：牛肉等，並提倡進餐時飲用少量紅酒（140c.c.／天，約半杯紅酒杯），飲酒特別注意要適量，若無飲酒習慣，則不建議飲酒。

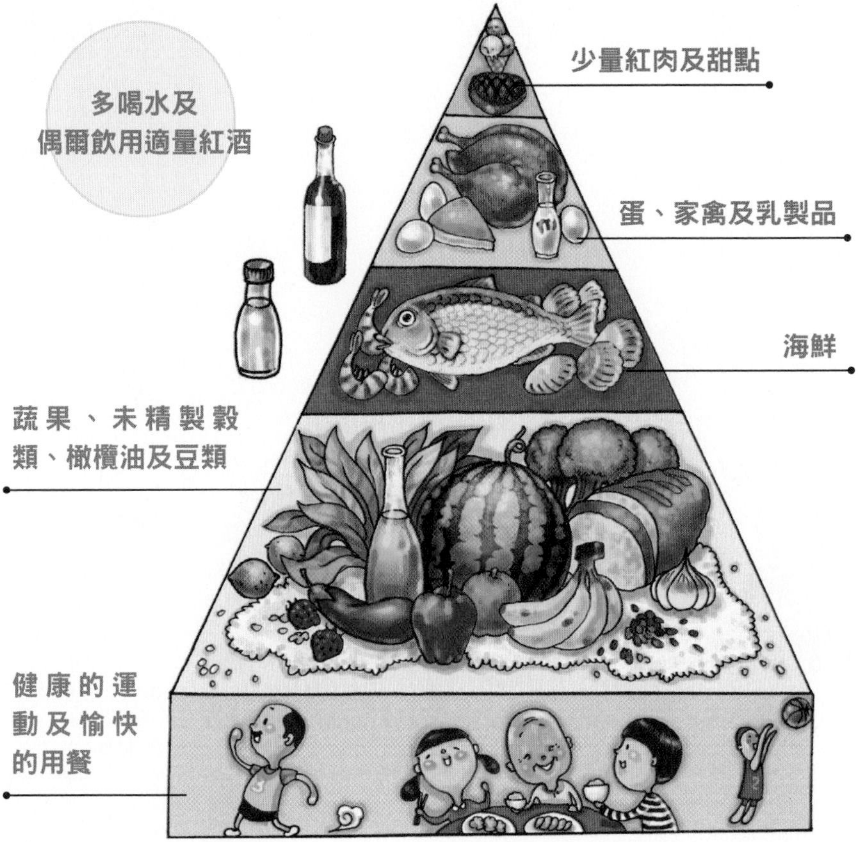
多喝水及
偶爾飲用適量紅酒
少量紅肉及甜點
蛋、家禽及乳製品
海鮮
蔬果、未精製穀類、橄欖油及豆類
健康的運動及愉快的用餐

地中海式飲食金字塔圖

### ▼均衡的攝取各類食物

均衡營養的意義在於均衡攝取各類食物。日常食物可分為六大類：全穀根莖類（主食類）、豆魚肉蛋類、低脂乳品類、蔬菜類、水果類及油脂與堅果種子類。由「每日飲食指南扇形圖」可清楚了解一般成年人每日六大類食物應攝取的分量。

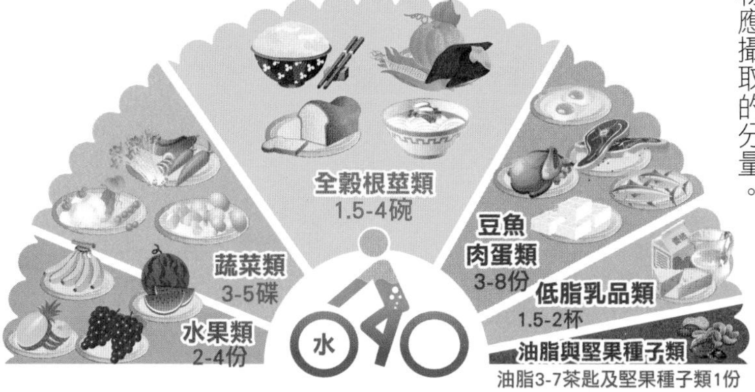
全穀根莖類
1.5-4碗
豆魚
肉蛋類
3-8份
低脂乳品類
1.5-2杯
油脂與堅果種子類
油脂3-7茶匙及堅果種子類1份
蔬菜類
3-5碟
水果類
2-4份
水

◥ 每日飲食指南扇形圖（行政院衛生署食品藥物管理局提供）

**▼全穀雜糧為主食，蔬菜水果抗氧化**

全穀雜糧為未精製穀類，富含纖維質。根據每日飲食建議：膳食纖維需攝取20-35公克較為適當，因此建議正餐主食可改用糙米飯、地瓜飯、麥片及薏仁等雜糧。

另外，在預防退化性失智症方面，相當重要的是攝取足量含有抗氧化物質的食物，並避免過多熱量及油脂食物的攝取，以減少自由基的生成。而抗氧化物質多半存在天然的蔬果當中，因此每人每天應攝取至少三份蔬菜、二份水果。

各類蔬菜、水果中的植物化學物質（又稱植化素），也都為天然的抗氧化劑。咖哩中的薑黃素，在目前研究證實能抑制β-澱粉蛋白聚集所形成的澱粉斑塊（澱粉斑塊堆積，會讓腦部受損，是阿茲海默氏症的最大成因）；而薑黃素的抗氧化能力，能保護腦細胞免於自由基攻擊，因此鼓勵老年人可以適量食用咖哩或額外補充薑黃素。

此外，大家耳熟能詳的銀杏，是否真如報章雜誌所說的具有預防阿茲海默氏症的功效？二〇〇八年，美國一項大型研究指出，銀杏補充劑的給予沒有減少阿茲海默氏症發生的充分證據，但這並不代表攝取銀杏是不好的事。因為銀杏為山奈酚良好的來源，山奈酚為體內良好的抗氧化劑，可預防冠狀動脈硬化，對於減少心血管疾病的發生是有幫助的。

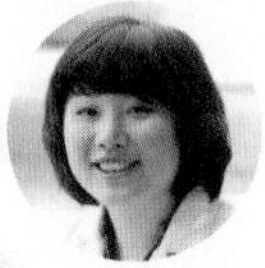

1碗糙米飯＝2-3公克膳食纖維
1份蔬菜=1/2碗煮熟的蔬菜=1碗生菜
1份水果=1個棒球大小的水果=3/4杯100%果汁
=1/2杯罐裝水果=1/4杯乾燥水果
=切塊水果1碗

## 植化素

| 分類 | 植物化學物質（植化素） | 來源蔬果的顏色 |
|---|---|---|
| 類黃酮素 | 酚類化合物（如：山奈酚）、花青素、兒茶素、異黃酮素、芸香素、槲皮素、白藜蘆醇…… | |
| 類胡蘿蔔素 | β-胡蘿蔔素、葉黃素、玉米黃素、茄紅素、辣椒紅素…… | |
| 有機硫化物 | 蒜素、麩胱甘肽、吲哚、艾喬恩…… | |
| 酚酸類 | 鞣花酸、綠原酸、沒食子酸…… | |
| 其他 | 皂素、薑黃素、苦瓜苷、薯蕷皂、檸檬苦素…… | |

## 抗氧化物質食物來源

| 營養素 | 食物來源 |
|---|---|
| 維生素E | ▪ 植物油，如：黃豆、玉米、紅花籽油等。<br>▪ 深綠色蔬菜。<br>▪ 小麥胚芽。<br>▪ 堅果種籽類，如：杏仁、核桃及夏威夷豆等。 |

| | |
|---|---|
| 維生素C | ．水果，如：番石榴、柑橘類、奇異果、櫻桃、藍莓、草莓等。<br>．深綠色蔬菜，如：青椒、芥蘭菜。<br>．黃紅色蔬菜，如：甜椒、番茄。 |
| β-胡蘿蔔素 | ．水果，如：芒果、木瓜、紅肉李、柑橘類等。<br>．深綠色蔬菜，如：菠菜、萵苣、綠花椰菜。<br>．黃紅色蔬菜，如：胡蘿蔔、甜椒、紅辣椒、番茄。<br>．主食類，如：地瓜、南瓜等。<br>**※不建議單一補充β-胡蘿蔔素，建議攝取天然食物來補充。** |

### ▼優質蛋白質，重質要適量

每日飲食指南建議豆、魚、肉、蛋類一日三至八份（攝取量視個人熱量需求而定），建議攝取方式為每餐正餐至少包含一份優質蛋白質，如：瘦肉、魚肉、蛋或豆腐；純素者可由豆類（建議以黃豆為主）攝取到優質蛋白質。若不喜黃豆製品者，堅果類、豌豆等莢豆類亦含有豐富蛋白質。

### ▼選對好油，拒絕油炸食物

許多研究指出飽和脂肪攝取的增加，會提高罹患心血管疾病的風險。飽和脂肪的特性為室溫下呈固態，包括動物性和植物性油脂，食物來源如：奶油、豬油、牛油及肥肉、反式脂肪（乳瑪琳、酥油）、椰子油及棕櫚油等。

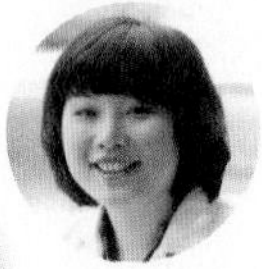

1份蛋類=1顆雞蛋（55公克）
1份豆類=半盒盒裝豆腐（110公克）=1塊田字形板豆腐
=1杯豆漿（240c.c.）=3塊豆干（45公克）
1份魚類=約半個掌心大小（80公克）
1份肉類=約三根指節的長度（37.5公克）

**ω-3不飽和脂肪酸食物來源**

| 營養素 | 食物來源 |
|---|---|
| ω-3不飽和脂肪酸 | ▪深海魚類，如：鮪魚、鯖魚、鮭魚、沙丁魚、秋刀魚等。<br>▪單元不飽和脂肪酸比例較高的油脂，如：橄欖油、芥花籽油及夏威夷豆、核桃、杏仁等堅果類。<br>**※痛風或高尿酸血症、高三酸甘油酯血症患者或肥胖者，則不適合吃太多堅果。** |

另外，有研究發現缺乏ω-3不飽和脂肪酸與罹患退化性失智症有關，也已證實ω-3不飽和脂肪酸能降低心血管疾病及血管發炎機率。ω-3不飽和脂肪酸為人體必需脂肪酸，但無法自行製造，因此烹調用油方面應選用單元不飽和脂肪酸比例較高的油脂，如：橄欖油、芥花籽油、苦茶油，其次為花生油、芝麻油。

而深海魚類的ω-3系多元不飽和脂肪酸含量多，是良好的ω-3不飽和脂肪酸來源。美國心臟協會也建議每人每週應適量攝取2-3次（每次100公克）富含ω-3不飽和脂肪酸的深海魚類。

**▼降低血中同半胱胺酸**

現代醫學研究發現，血中「同半胱胺酸」濃度較高的人，發生心血管疾病的機率為正常人的兩倍。而失智症患者血中同半胱胺酸濃度有偏高現象。因此美國心臟協會也建議血中同半胱胺酸濃度過高者，應適量攝取富含維生素$B_6$、$B_{12}$及葉酸的食物，來降低血中的同半胱胺酸濃度。

## 降低同半胱胺酸濃度的食物來源

| 營養素 | 食物來源 |
| --- | --- |
| 維生素$B_6$ | ・乳製品、肉類、酵母、胚芽、莢豆類（豌豆、四季豆等）、魚類。 |
| 維生素$B_{12}$ | ・存在於動物性食物中，如：內臟（肝臟）、瘦肉（牛肉、豬肉）、蛋及乳製品等。 |
| 葉酸 | ・主要存在於新鮮綠葉蔬菜中，如：綠花椰菜、菠菜、芥藍菜等，其他則為豆類、全穀類、柑橘類等食物。 |

### ▼飲食宜清淡

調味與烹調要清淡，選用新鮮食材，避免過多的鹽、醬油、味精等調味料的使用，同時也要避免食用醃漬、罐頭等加工食品及罐頭水果、蜜餞等加工水果製品。若要增加食物風味，可善用具有強烈香氣的蔬菜增加風味，如：蔥、大蒜、九層塔、羅勒、香茅、百里香、香菇、洋蔥；中藥材方面，則如：當歸、肉桂、五香、八角、枸杞、紅棗等。

### ▼維持理想體重，不過重

血管性失智症多為腦中風所造成，因此避免中風是預防失智相當重要的一環，而血管性疾病又與患者的體重息息相關。這類患者多半有體重過重的情形，因此應維持理想體重，採低油、低鹽且高纖維的飲食方式，節制飲酒，避免抽菸，再加上適當運動與規律生活，可預防高血壓、高血脂等情形，避免腦中風的發生，自然大大降低罹患失智症的機率。

打造健康飲食，加上調整生活型態、多多動腦及適度釋放壓力，是預防記憶減退及對抗大腦老化的不二法門。

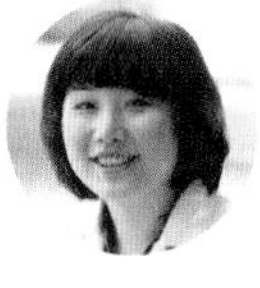

BMI=體重（公斤）／身高（公尺）$^2$
理想體重的BMI範圍：18.5～24kg/m$^2$

CH/03

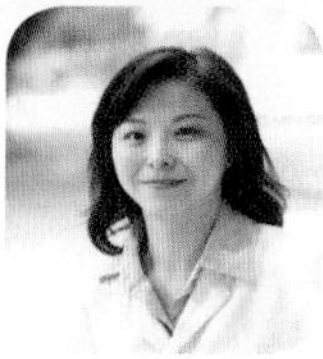

# 吃什麼——預防失智的食物

耕莘醫院營養組 撰

# 五穀根莖類

## 番薯

**・營養成分**

番薯又稱地瓜、甘藷、紅薯或甜薯，四季都有生產，盛產期為一月到五月。番薯相當容易種植且營養價值高，含有豐富的醣類、膳食纖維、黏蛋白多醣體、鉀、銅、硒、鈣等礦物質及類黃酮素、β-胡蘿蔔素等植化素。

**・營養功效**

番薯含有豐富的β-胡蘿蔔素，具有抗氧化功效，可抑制自由基產生，保護細胞遭受自由基的傷害。

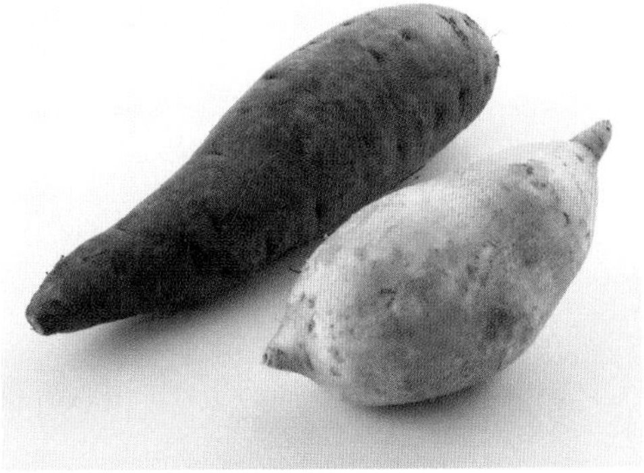

番薯中的類黃酮素為天然的抗氧化物，具有預防心血管疾病、預防細胞老化等功效。

番薯中豐富的黏蛋白多醣體，可降低血中膽固醇的濃度，預防脂肪沉積，可維持血管壁的彈性，預防動脈粥狀硬化、血管阻塞等血管病變。

此外，番薯所含豐富的膳食纖維，有助益菌在腸內生長，抑制細菌繁殖；亦能吸收腸內水分，可增加糞便體積，促進排便及代謝，是最天然經濟的體內環保食品。

**食物名稱 番薯**

（100公克生重）

| | | |
|---|---|---|
| 熱量 | 124 | kcal |
| 水分 | 69 | g |
| 粗蛋白 | 1 | g |
| 粗脂肪 | 0 | g |
| 醣類 | 29 | g |
| 膳食纖維 | 2.4 | g |
| 膽固醇 | - | mg |
| 維生素A | 1520 | μgRE |
| 維生素E | - | mgα-TE |
| 維生素$B_1$ | 0 | mg |
| 維生素$B_2$ | 0 | mg |
| 菸鹼酸 | 1 | mg |
| 維生素$B_6$ | 0 | mg |
| 維生素$B_{12}$ | - | μg |
| 維生素C | 13 | mg |
| 鈉 | 44 | mg |
| 鉀 | 290 | mg |
| 鈣 | 34 | mg |
| 鎂 | 28 | mg |
| 磷 | 53 | mg |
| 鐵 | 1 | mg |
| 鋅 | 0 | mg |

（本章食物營養成分表，除銀杏、薑黃外，係參照行政院衛生署台灣地區食品營養成分資料庫）

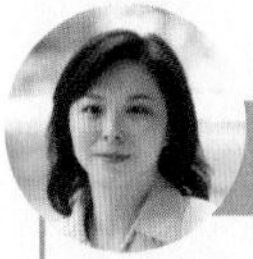

**小叮嚀**

建議外皮可先用軟毛刷洗乾淨，連皮一起烹煮，可保留較多的營養素。番薯雖營養豐富，但澱粉含量也不少，糖尿病患應取代主食分量，不可過量攝取，以免血糖升高。

# 山藥

**▪ 營養成分**

山藥，又名淮山、山薯或薯芋，每年的十月到隔年二月為盛產季節。最大特點是含有大量的黏蛋白多醣體、薯蕷皂苷，其他營養成分還有：醣類、脂肪、維生素B群、鉀等。

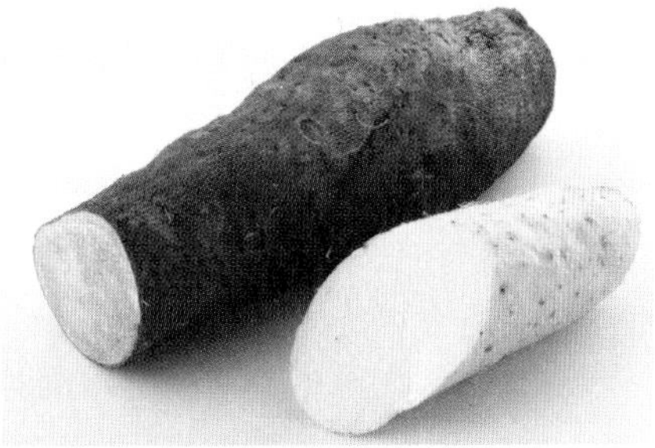

**▪ 營養功效**

山藥中所含黏蛋白多醣體，能防止脂肪沉積在心血管上，保持血管彈性，阻止動脈硬化過早發生，減少皮下脂肪堆積，也可提高免疫細胞的能力，調節人體免疫功能，另外，黏蛋白多醣體還能防止結締組織（如：韌帶、肌腱等）的萎縮，降低類風濕關節炎的發生機率。

而山藥中的薯蕷皂苷為人體製造激素的原料之一，可促進女性荷爾蒙合成，改善更年期的不適症狀。此外，多食用山藥還可維持神經傳導物質多巴胺的正常濃度，能有效擴張血管、促進血液循環，並能幫助改變情緒、傳遞愉悅感受，可增強大腦傳遞訊息的能力。

**食物名稱 山藥**

(100公克生重)

| | | |
|---|---|---|
| 熱量 | 73 | kcal |
| 水分 | 82.1 | g |
| 粗蛋白 | 1.9 | g |
| 粗脂肪 | 2.2 | g |
| 醣類 | 12.8 | g |
| 膳食纖維 | 1 | g |
| 膽固醇 | - | mg |
| 維生素A | - | μgRE |
| 維生素E | - | mgα-TE |
| 維生素$B_1$ | 0.03 | mg |
| 維生素$B_2$ | 0.02 | mg |
| 菸鹼酸 | 0.11 | mg |
| 維生素$B_6$ | - | mg |
| 維生素$B_{12}$ | - | μg |
| 維生素C | 4.2 | mg |
| 鈉 | 9 | mg |
| 鉀 | 370 | mg |
| 鈣 | 5 | mg |
| 鎂 | 13 | mg |
| 磷 | 32 | mg |
| 鐵 | 0.3 | mg |
| 鋅 | 0.3 | mg |

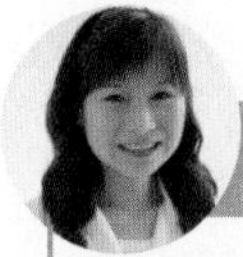

**小叮嚀**

山藥皮中所含的皂角素或黏液裡含的植物鹼，少數人接觸會引起過敏而發癢，處理時應避免直接接觸。山藥烹調的時間不宜過久，能獲得較多的營養成分。

# 薏仁

**・營養成分**

薏苡，俗稱薏仁、薏苡仁、益米等。糙薏仁為薏苡種實脫去外殼及種皮，俗稱紅薏仁，經碾白加工去除麩皮後，即為精白薏仁。薏仁屬於高纖維穀類，含有大量的膳食纖維，也富含蛋白質、醣類、脂肪、維生素B群與鉀、鎂、磷、鐵、鋅等礦物質，還有皂素、薏苡酯、薏苡素和薏苡多醣等有益健康的植化素。

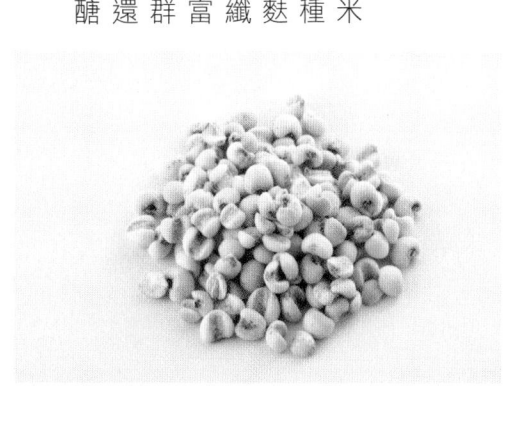

**・營養功效**

薏苡自古以來兼具藥、食兩用，在中醫的觀念裡，薏仁具有輕身、健脾、補肺、益胃、利尿、清熱、利濕、消炎、鎮痛、去風濕、強筋骨、抗痙攣、消渴、治腳氣、美容等功效。薏仁的膳食纖維含量高，可促進膽固醇代謝，因此具有降低血膽固醇，預防心血管疾病的功效。

近來科學研究發現，薏仁含有許多特殊植化素，如：皂素、薏苡酯、薏苡素和薏苡多醣等，具有消炎、抗氧化、增強免疫力、調節血壓、防癌、抗突變、抗過敏及降血脂等功效，長期食用可減少罹患心血管疾病的機率，同時提升抗氧化能力，降低自由基的產生及傷害。

**食物名稱 薏仁**

(100公克生重)

| | | |
|---|---|---|
| 熱量 | 373 | kcal |
| 水分 | 13 | g |
| 粗蛋白 | 14 | g |
| 粗脂肪 | 7.2 | g |
| 醣類 | 62.7 | g |
| 膳食纖維 | 1.4 | g |
| 膽固醇 | - | mg |
| 維生素A | 0 | μgRE |
| 維生素E | 0.3 | mgα-TE |
| 維生素$B_1$ | 0.4 | mg |
| 維生素$B_2$ | 0.1 | mg |
| 菸鹼酸 | 1.5 | mg |
| 維生素$B_6$ | 0.1 | mg |
| 維生素$B_{12}$ | - | μg |
| 維生素C | - | mg |
| 鈉 | 1 | mg |
| 鉀 | 291 | mg |
| 鈣 | 8 | mg |
| 鎂 | 169 | mg |
| 磷 | 118 | mg |
| 鐵 | 2.7 | mg |
| 鋅 | 2.5 | mg |

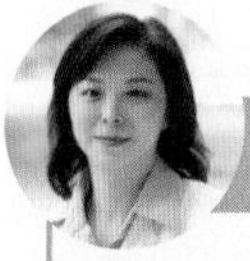

**小叮嚀**

薏仁含有豐富的醣類及脂肪，營養價值高，可以取代三餐的主食，但若是額外且過量的補充，可能因此熱量攝取過多而造成體重增加。此外，特別提醒，薏仁具有促進子宮收縮的作用，孕婦應避免食用。

## 南瓜

### ・營養成分

南瓜，早在十六世紀前，北美洲及南美洲祕魯已有生產，經傳教士傳至中國南方，因此有「南瓜」之名，此外，南瓜還有飯瓜、倭瓜、金瓜等別名，全年都有生產，盛產期為三月至十月。南瓜除了富含醣類外，還含多種植化素，如：β-胡蘿蔔素、類黃酮素等，尤其是β-胡蘿蔔素的含量高居根莖類食物之冠。另外，南瓜還富含膳食纖維、鋅、硒、鉻等營養成分。

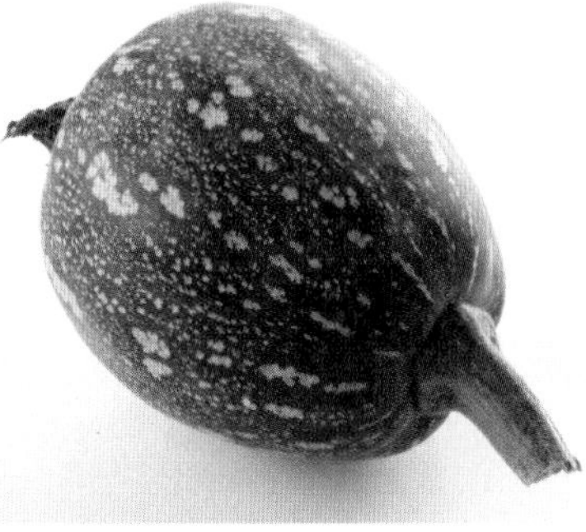

### ・營養功效

南瓜所含的β-胡蘿蔔素和維生素C皆具抗氧化力，不但可以預防心血管疾病，而且可抑制癌細胞生長；此外，南瓜中的鋅、硒可防止癌症發生及惡化，所以美國聯邦食品藥物管理局將南瓜列為三十種抗癌蔬果之一。

南瓜所含的鉻可刺激葡萄糖的攝入，協助血糖維持平衡，在控制血糖上有很重要的作用，而南瓜中的膳食纖維可以幫助膽固醇代謝，達到預防心血管疾病的作用。

**食物名稱 南瓜**

（100公克生重）

| | | |
|---|---|---|
| 熱量 | 64 | kcal |
| 水分 | 82.3 | g |
| 粗蛋白 | 2.4 | g |
| 粗脂肪 | 0.2 | g |
| 醣類 | 1.42 | g |
| 膳食纖維 | 2.4 | g |
| 膽固醇 | - | mg |
| 維生素A | 874 | μgRE |
| 維生素E | - | mgα-TE |
| 維生素$B_1$ | 0.12 | mg |
| 維生素$B_2$ | 0.03 | mg |
| 菸鹼酸 | 0.8 | mg |
| 維生素$B_6$ | 0.04 | mg |
| 維生素$B_{12}$ | - | μg |
| 維生素C | 3 | mg |
| 鈉 | 1 | mg |
| 鉀 | 320 | mg |
| 鈣 | 9 | mg |
| 鎂 | 14 | mg |
| 磷 | 42 | mg |
| 鐵 | 0.4 | mg |
| 鋅 | 0.4 | mg |

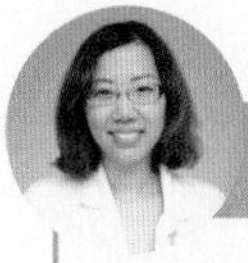

**小叮嚀**

南瓜並不屬於蔬菜類，因為南瓜的醣類比例較高，歸屬於主食類，因此有血糖偏高的人或是糖尿病患者，應節制攝取，以免血糖飆高。如果餐桌上已經有南瓜、山藥、玉米這類食物，都應該取代米飯、麵食這些主食類，也就是說，吃了南瓜，飯或麵就要少吃一點。

## 銀杏（白果）

**▪營養成分**

銀杏，其成熟種子稱為白果，最大的特點為富含植化素白果苦內酯及類黃酮素。

**▪營養功效**

銀杏中的白果苦內酯、類黃酮素可以促進血管擴張，改善血流，有效增進大腦的血流量，提升氧氣供應，防止腦細胞缺氧受損，防止腦血栓、保護腦血管，因此具有防護腦神經的效果。

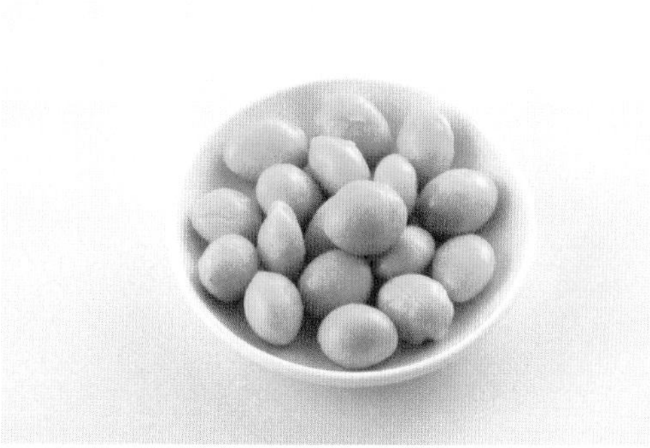

有部分研究顯示，銀杏可改善阿茲海默氏症及大腦機能障礙，提升阿茲海默氏症患者的記憶力、專注力、活動力及心理狀況。

**食物名稱 銀杏**

(100公克生重)

| | | |
|---|---|---|
| 熱量 | 182 | kcal |
| 水分 | 55 | g |
| 蛋白質 | 4 | g |
| 粗脂肪 | 1 | g |
| 醣類 | 37 | g |
| 膳食纖維 | - | g |
| 膽固醇 | 0 | mg |
| 維生素A | 28 | μgRE |
| 維生素E | - | mgα-TE |
| 維生素$B_1$ | 0 | mg |
| 維生素$B_2$ | 0 | mg |
| 菸鹼酸 | 6 | mg |
| 維生素$B_6$ | 0 | mg |
| 維生素$B_{12}$ | - | μg |
| 維生素C | 15 | mg |
| 鈉 | 7 | mg |
| 鉀 | 510 | mg |
| 鈣 | 2 | mg |
| 鎂 | 27 | mg |
| 磷 | - | mg |
| 鐵 | 1 | mg |
| 鋅 | 0 | mg |

（此營養成分表係參照USDA National Nutrient data base）

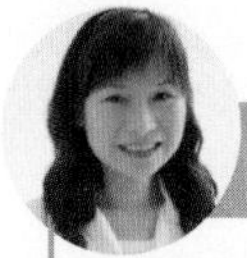

**小叮嚀**

銀杏具有促進血液循環的作用，孕期或生理期女性及手術後病患不宜攝取過多，以免造成凝血異常或出血不止。

# 蔬菜類

## 洋蔥

### ・營養成分

洋蔥，主要產季在十二月到隔年四月。富含醣類（如：果寡糖）、維生素B群、維生素C、鎂、鉀、鈣、鐵、磷、硒、銅，以及槲皮素、蒜素、烯丙基二硫化物等植化素。

### ・營養功效

洋蔥中的蒜素及烯丙基二硫化物被認為能夠殺菌，且有利於增強免疫力、預防發炎反應、抗癌、降血脂及促進腸胃蠕動的功能，而洋蔥所含的多種植化素，能減少血管和心臟冠狀動脈的阻力，促進鈉的排泄，故能有降血壓、降血脂的功效。

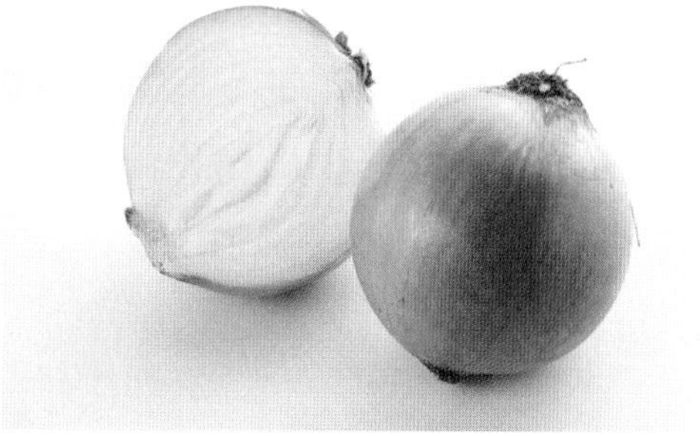

此外，洋蔥還擁有非常強的抗氧化物——槲皮素，它能抓住過多的自由基，達到抗老化的功效，同時也會抑制癌細胞生長；洋蔥

中的硒也是很強的抗氧化物，在清除自由基的同時，也可以抗衰老、防癌及增強免疫力，而洋蔥中豐富的果寡糖，是益生菌很好的食物，因此有助於調節腸道菌叢的生態。

**食物名稱 洋蔥**

(100公克生重)

| | | |
|---|---|---|
| 熱量 | 41 | kcal |
| 水分 | 89.1 | g |
| 粗蛋白 | 1 | g |
| 粗脂肪 | 0.4 | g |
| 醣類 | 9 | g |
| 膳食纖維 | 1.6 | g |
| 膽固醇 | - | mg |
| 維生素A | 0 | μgRE |
| 維生素E | - | mgα-TE |
| 維生素$B_1$ | 0.03 | mg |
| 維生素$B_2$ | 0.01 | mg |
| 菸鹼酸 | 0.4 | mg |
| 維生素$B_6$ | 0.02 | mg |
| 維生素$B_{12}$ | - | μg |
| 維生素C | 5 | mg |
| 鈉 | 0 | mg |
| 鉀 | 150 | mg |
| 鈣 | 25 | mg |
| 鎂 | 11 | mg |
| 磷 | 30 | mg |
| 鐵 | 0.3 | mg |
| 鋅 | 0.2 | mg |

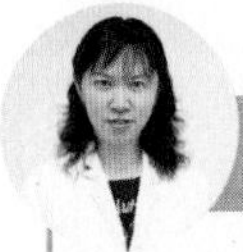

**小叮嚀**

由於洋蔥中所含的醣類易產生揮發性氣體，生食易導致脹氣和排氣，所以不建議一次大量食用。若要獲得較多的抗氧化物質則以生食較佳；若熟食則可降低洋蔥不好的氣味，也可避免脹氣引發的不舒服，雖說營養成分較生食少，但烹調後的洋蔥仍擁有豐富的膳食纖維，是非常健康有益的食物。

# 胡蘿蔔

**・營養成分**

胡蘿蔔，又名紅蘿蔔、黃蘿蔔，主要盛產於十二月到隔年四月。含有維生素$B_1$、維生素$B_2$、維生素$B_6$、菸鹼酸、維生素C、硒、鈣、磷、鉀、鈉、膳食纖維，並有豐富的α-胡蘿蔔素、β-胡蘿蔔素、葉黃素、茄紅素、類黃酮素等多種植化素。

**・營養功效**

胡蘿蔔的β-胡蘿蔔素含量相當豐富。β-胡蘿蔔素是維生素A的前趨物，在體內可轉化為維生素A，因此提供維生素A的豐富來源。維生素A可以強化免疫系統，保護皮膚、氣管與肺、消化道以及眼睛（如：夜盲症、乾眼症等）的黏膜細胞，同時促進上皮組織完整性，使黏液分泌正常而不致於乾燥，維護細胞的正常生長，並保護骨骼與牙齒。

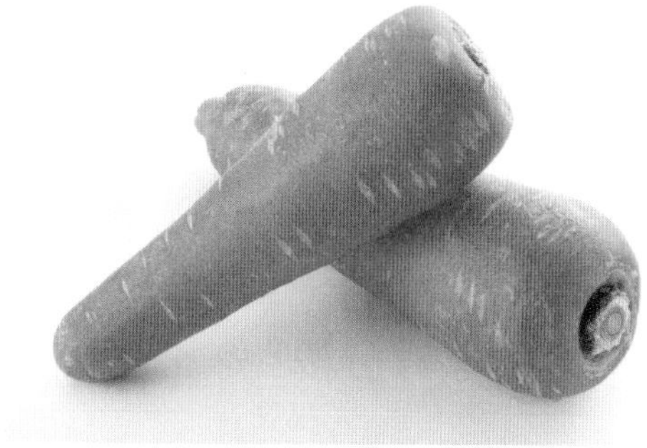

胡蘿蔔具備很強的抗氧化能力，所以可以保護細胞，避免受自由基的破壞；美國膳食協會指出：β-胡蘿蔔素可以防止動脈中的低

密度脂蛋白膽固醇（壞的膽固醇）被氧化，變成有害的型態，進而堆積在血管內造成血液凝結及血管硬化，因此能減少血栓的發生機率。

胡蘿蔔內的植化素，包括：類黃酮素等會影響人體的免疫功能、荷爾蒙作用、解毒酵素的調控，對於保護血管、降低血壓與血脂肪，預防中風、動脈硬化、糖尿病、白內障、癌症等都很有功效。而胡蘿蔔中的硒元素，可提升免疫功能。此外，胡蘿蔔所含的膳食纖維，其中水溶性纖維——果膠，也具有降低血膽固醇與穩定血糖的效應。

**食物名稱 胡蘿蔔**

(100公克生重)

| | | |
|---|---|---|
| 熱量 | 38 | kcal |
| 水分 | 89.7 | g |
| 粗蛋白 | 1.1 | g |
| 粗脂肪 | 0.5 | g |
| 醣類 | 7.8 | g |
| 膳食纖維 | 2.6 | g |
| 膽固醇 | - | mg |
| 維生素A | 9980 | μgRE |
| 維生素E | - | mgα-TE |
| 維生素$B_1$ | 0.03 | mg |
| 維生素$B_2$ | 0.04 | mg |
| 菸鹼酸 | 0.8 | mg |
| 維生素$B_6$ | 0.02 | mg |
| 維生素$B_{12}$ | - | μg |
| 維生素C | 4 | mg |
| 鈉 | 79 | mg |
| 鉀 | 290 | mg |
| 鈣 | 30 | mg |
| 鎂 | 16 | mg |
| 磷 | 52 | mg |
| 鐵 | 0.4 | mg |
| 鋅 | 0.3 | mg |

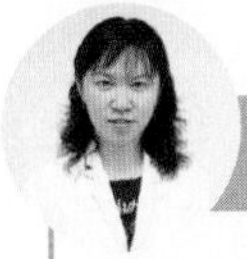

**小叮嚀**

因β-胡蘿蔔素是屬於脂溶性的維生素A的前趨物，所以用油炒過或與肉類烹煮過，這樣人體對β-胡蘿蔔素的吸收率會比生食的效果更佳。β-胡蘿蔔素攝食過量會有「胡蘿蔔素血症」的副作用，也就是皮膚會變成橘黃色，但只要停止食用，症狀就會消除。

# 番茄

## ・營養成分

番茄，俗名西紅柿，主要產季在十月到隔年七月，幾乎全年都可買到新鮮的番茄。番茄的營養價值非常高，富含維生素C、茄紅素、β-胡蘿蔔素、槲皮素等抗氧化營養素。茄紅素是存在於番茄細胞質內的抗氧化植化素，和β-胡蘿蔔素等總稱為類胡蘿蔔素，這類胡蘿蔔素多半存在於植物的葉組織中，也有的存在於塊根莖中。茄紅素也存在於西瓜、桃、杏、辣椒、南瓜、甜橙等蔬果中，其中尤以番茄最為突出。

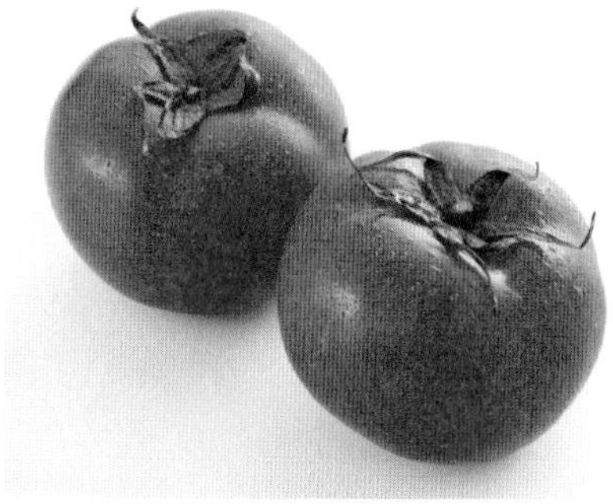

## ・營養功效

中醫認為番茄性為寒，具清熱健胃功效，亦可生津利尿，可治熱病諸症。近年來，因番茄含有豐富的抗氧化營養物質，而成為防癌的明星食品。此外，番茄含有維生素C及茄紅素、槲皮素等類胡蘿蔔素與類黃酮素，可防止腦中類澱粉斑塊的堆積，達到預防失智症的功效。

番茄中茄紅素，可以防止壞的膽固醇氧化黏附在血管壁上，因此可以預防心血管疾病。此外，在美國哈佛大學追蹤七年研究證實：茄紅素是唯一能降低前列腺癌的食物，因此想要擁有健康攝護腺的人，可以多食用番茄。

**食物名稱 番茄**

(100公克生重)

| | | |
|---|---|---|
| 熱量 | 26 | kcal |
| 水分 | 92.9 | g |
| 粗蛋白 | 0.9 | g |
| 粗脂肪 | 0.2 | g |
| 醣類 | 5.5 | g |
| 膳食纖維 | 1.2 | g |
| 膽固醇 | - | mg |
| 維生素A | 84.2 | μgRE |
| 維生素E | - | mgα-TE |
| 維生素$B_1$ | 0.02 | mg |
| 維生素$B_2$ | 0.02 | mg |
| 菸鹼酸 | 0.6 | mg |
| 維生素$B_6$ | 0.06 | mg |
| 維生素$B_{12}$ | - | μg |
| 維生素C | 21 | mg |
| 鈉 | 9 | mg |
| 鉀 | 210 | mg |
| 鈣 | 10 | mg |
| 鎂 | 12 | mg |
| 磷 | 20 | mg |
| 鐵 | 0.3 | mg |
| 鋅 | 0.2 | mg |

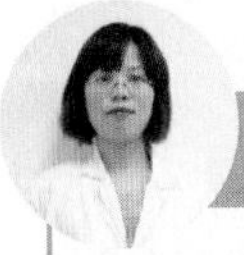

**小叮嚀**

茄紅素蘊藏在番茄的細胞質中，生吃時不易破壞其細胞壁，又由於茄紅素能溶於油脂，所以食用番茄糊或生番茄加油烹煮，能獲得較多的茄紅素。若要攝取較多的維生素C，則建議生食。

# 茄子

**・營養成分**

茄子，也稱落蘇或矮瓜，一年四季皆有生產，盛產期為五至十一月。原產於東南亞，喜好濕熱的氣候。顏色多為紫色或紫黑色，也有淡綠色或白色品種，形狀上有圓形、橢圓、梨形等。

茄子富含維生素B群、維生素C、類黃酮素等營養成分，此外，還含有磷、鈣、鉀等礦物質。

**・營養功效**

茄子所提供的鉀，可保護動脈內膜細胞的完整性，降低血管栓塞的發生機率。鉀也會促進鈉排泄，同時使血管擴張，具降血壓效果。

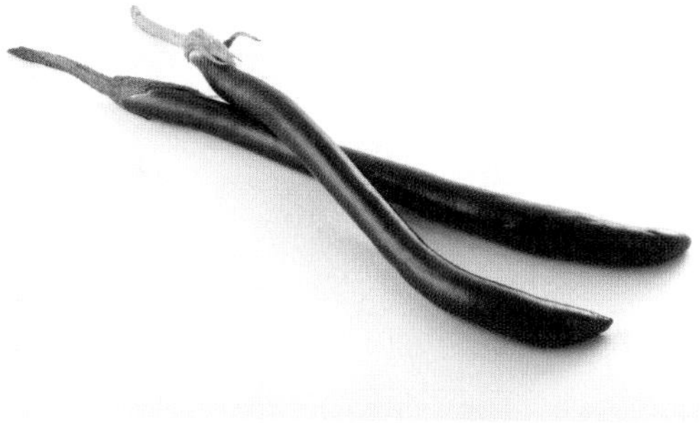

茄子內含豐富類黃酮素，可增強血管的彈性、防止小血管出血，所以經常吃茄子，可保護心臟和血管，對於高血壓、動脈硬化也有一定的防治作用。此外，科學家也發現，吃茄子能降低人體內

的膽固醇含量。

**食物名稱 茄子**

（100公克生重）

| | | |
|---|---|---|
| 熱量 | 25 | kcal |
| 水分 | 93 | g |
| 粗蛋白 | 1.3 | g |
| 粗脂肪 | 0.4 | g |
| 醣類 | 4.7 | g |
| 膳食纖維 | 2.3 | g |
| 膽固醇 | - | mg |
| 維生素A | 3.3 | μgRE |
| 維生素E | - | mgα-TE |
| 維生素$B_1$ | 0.07 | mg |
| 維生素$B_2$ | 0.03 | mg |
| 菸鹼酸 | 1.2 | mg |
| 維生素$B_6$ | 0.02 | mg |
| 維生素$B_{12}$ | - | μg |
| 維生素C | 6 | mg |
| 鈉 | 4 | mg |
| 鉀 | 200 | mg |
| 鈣 | 18 | mg |
| 鎂 | 14 | mg |
| 磷 | 28 | mg |
| 鐵 | 0.4 | mg |
| 鋅 | 0.2 | mg |

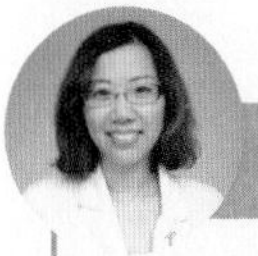

**小叮嚀**

茄子皮中含有大量的營養成分，許多有益健康的營養成分在茄子皮中的含量比果肉還高，所以食用茄子時，最好連皮一起吃。茄子切開後與空氣接觸會產生氧化現象變黑，因此在清洗茄子時，可用鹽水浸泡，以避免變色。

# 菠菜

### ・營養成分

菠菜，別名菠稜菜、赤根菜、鸚鵡菜，盛產於九月到隔年二月，三月至五月為淡產季。菠菜含有豐富的葉酸、維生素C、維生素K、鉀、鐵、鎂、β-胡蘿蔔素等營養成分。菠菜中所含的礦物質鐵和鈣，在根部的含量較高。

### ・營養功效

菠菜中的葉酸可以改善貧血，在預防心血管疾病上，可以去除心血管疾病的危險因子——同半胱胺酸，維護心臟血管的健康；菠菜中含有維生素C及β-胡蘿蔔素等抗氧化物質，可以保護腦細胞不受自由基損害，有助於啟動大腦的功能，又可增強年輕活力，防止大腦細胞的老化，而β-胡蘿蔔素則具有延緩細胞老化與保護眼睛的功能。

此外，菠菜有豐富的葉綠素及膳食纖維，可防止細胞內基因損害，維持細胞正常功能，同時促進腸道蠕動，使腸胃道內致癌物質隨糞便排出體外，保持腸道通暢，讓腸道更健康，而維生素K則可

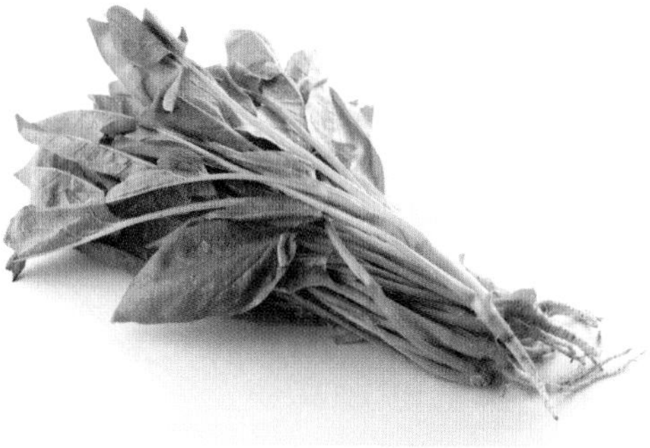

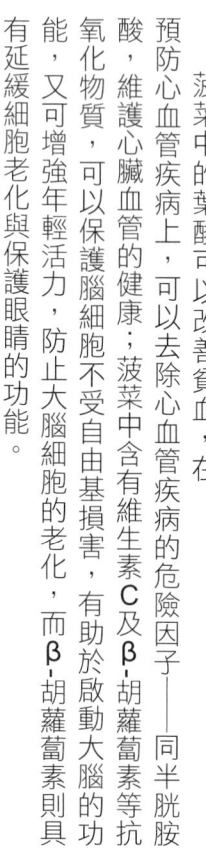

刺激骨鈣素的形成，幫助骨骼強壯。

**食物名稱 菠菜**

(100公克生重)

| | | |
|---|---|---|
| 熱量 | 22 | kcal |
| 水分 | 93 | g |
| 粗蛋白 | 2.1 | g |
| 粗脂肪 | 0.5 | g |
| 醣類 | 3 | g |
| 膳食纖維 | 2.4 | g |
| 膽固醇 | - | mg |
| 維生素A | 638 | μgRE |
| 維生素E | - | mgα-TE |
| 維生素$B_1$ | 0.05 | mg |
| 維生素$B_2$ | 0.08 | mg |
| 菸鹼酸 | 0.5 | mg |
| 維生素$B_6$ | 0.01 | mg |
| 維生素$B_{12}$ | - | μg |
| 維生素C | 9 | mg |
| 鈉 | 54 | mg |
| 鉀 | 460 | mg |
| 鈣 | 77 | mg |
| 鎂 | 58 | mg |
| 磷 | 45 | mg |
| 鐵 | 2.1 | mg |
| 鋅 | 0.6 | mg |

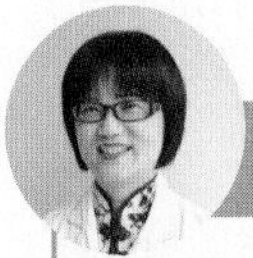

**小叮嚀**

菠菜含豐富草酸，是菠菜澀味的來源，而草酸易與含鈣物質結合，因此有草酸鈣結石體質的人避免過量攝取。菠菜和肝類一起食用，對預防貧血更能發揮效用；用油來烹調，則能促進菠菜中β-胡蘿蔔素的吸收。

## 豌豆

### ・營養成分

豌豆主要營養成分為蛋白質、醣類、膳食纖維、維生素A、維生素$B_1$、維生素$B_2$、維生素$B_6$、菸鹼酸、葉酸、磷、鉀、鐵、鎂、鈣等。

### ・營養功效

豌豆具有通乳消脹、利小便、補中益氣的作用，也有效緩和腳氣、糖尿病等症狀，並有增加產後泌乳量的效果。

豌豆中富含葉酸，能幫助降低血液中同半胱胺酸的含量，進而預防記憶力減退。此外，豌豆中含有大量的膳食纖維，可幫助膽固醇代謝，降低血管性失智症的風險。

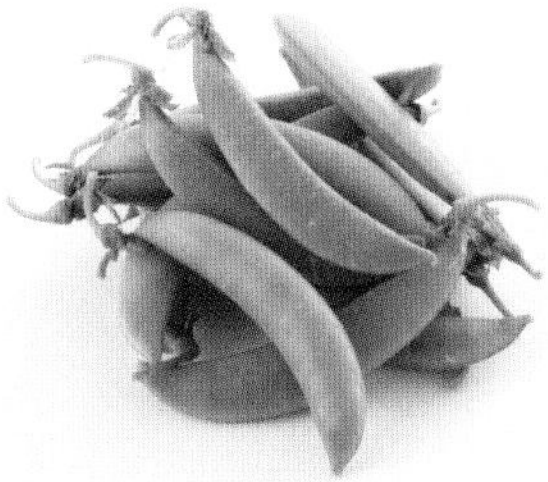

**食物名稱 豌豆**

(100公克生重)

| | | |
|---|---|---|
| 熱量 | 167 | kcal |
| 水分 | 56 | g |
| 粗蛋白 | 12.1 | g |
| 粗脂肪 | 0.5 | g |
| 醣類 | 30.6 | g |
| 膳食纖維 | 8.6 | g |
| 膽固醇 | - | mg |
| 維生素A | 39.2 | μgRE |
| 維生素E | - | mgα-TE |
| 維生素$B_1$ | 0.07 | mg |
| 維生素$B_2$ | 0.06 | mg |
| 菸鹼酸 | 0.9 | mg |
| 維生素$B_6$ | 0.05 | mg |
| 維生素$B_{12}$ | - | μg |
| 維生素C | 1 | mg |
| 鈉 | 5 | mg |
| 鉀 | 400 | mg |
| 鈣 | 44 | mg |
| 鎂 | 69 | mg |
| 磷 | 191 | mg |
| 鐵 | 2.5 | mg |
| 鋅 | 0.2 | mg |

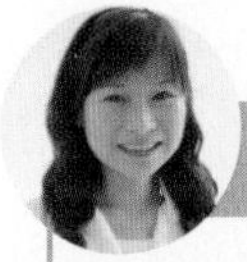

**小叮嚀**

豌豆建議以快炒的方式烹調，才能增加其清脆的口感，還可減少維生素C在加熱的過程中流失，且在烹調過程中盡量避免加醋，不然會使豌豆變黃。此外，豌豆中含有皂素，建議煮熟後再食用，否則會引起腹瀉、腸胃不適等症狀。

## 大蒜

**・營養成分**

大蒜中含有多種營養成分，大多數是各種硫化合物，如：蒜素、艾喬恩(Ajoene)、蒜氨酸等，此外，還含有維生素$B_1$及維生素$B_2$、鍺、碘、硒、類黃酮素等重要的保健成分。

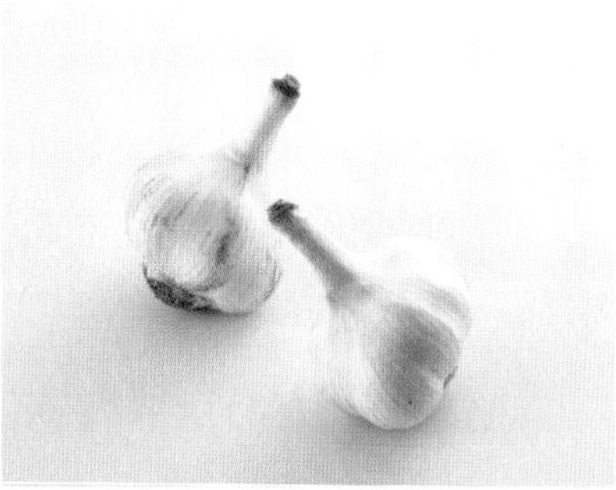

**・營養功效**

大蒜能降低血壓，減少有害的膽固醇，增加血液中有益的高密度膽固醇；可以減少肝臟總膽固醇及三酸甘油酯的合成。大蒜中的蒜素是一種很好的抗氧化物質，它能抑制壞的膽固醇氧化附著在血管壁上，進而造成動脈粥狀硬化，同時也具有抑制血小板凝集的功能性，防止血液凝集並加速血液凝塊的溶解，防止動脈粥狀硬化及血栓的形成。另一種成分艾喬恩也是一種抗氧化物，它是蒜素穩定的狀態，能直接抑制自由基的形成，降低氧化物質的產生，避免血管受自由基的傷害而無法復原，預防心血管相關疾病的產生。

## 食物名稱 大蒜

（100公克生重）

| | | |
|---|---|---|
| 熱量 | 149 | kcal |
| 水分 | 58.6 | g |
| 粗蛋白 | 6.3 | g |
| 粗脂肪 | 0.5 | g |
| 醣類 | 33 | g |
| 膳食纖維 | 2.1 | g |
| 膽固醇 | 0 | mg |
| 維生素A | 0 | μgRE |
| 維生素E | 0.24 | mgα-TE |
| 維生素$B_1$ | 0.21 | mg |
| 維生素$B_2$ | 0.11 | mg |
| 菸鹼酸 | 0.7 | mg |
| 維生素$B_6$ | 1.23 | mg |
| 維生素$B_{12}$ | 0 | μg |
| 維生素C | 31.2 | mg |
| 鈉 | 17 | mg |
| 鉀 | 400 | mg |
| 鈣 | 181 | mg |
| 鎂 | 25 | mg |
| 磷 | 153 | mg |
| 鐵 | 1.69 | mg |
| 鋅 | 1.16 | mg |

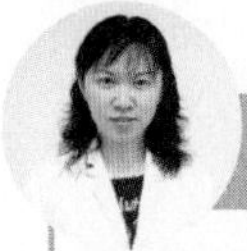

**小叮嚀**

由於蒜素不是非常穩定，經烹煮也會加速破壞蒜素，所以剝開大蒜後立即生吃可以獲得較多的蒜素，但生食除了會引起口臭之外，還因生大蒜具有刺激性，胃部發炎者應避免。另外，有些人吃蒜會過敏或引起偏頭痛，而有些人則在剝蒜時，會發生接觸性皮膚炎。

# 甜椒

## ・營養成分

甜椒，又名番椒，台灣全年均有生產，盛產期為十二月到隔年一月。甜椒的顏色有綠色、黃色、紅色、紫色及象牙色等。

甜椒含有豐富的膳食纖維、維生素$B_2$、維生素$B_6$、葉酸、維生素C，及鈣、磷、鐵、鎂、鉀，另外還富含β-胡蘿蔔素、辣椒素、茄紅素、槲皮素等植化素。其中以紅甜椒所含的維生素C及β-胡蘿蔔素是所有甜椒中最高的。

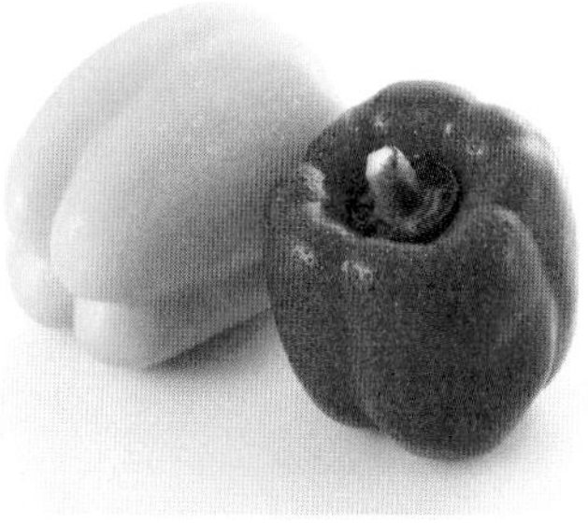

## ・營養功效

甜椒中的β-胡蘿蔔素、維生素C以及其他抗氧化植化素，可以降低腦中類澱粉斑塊的堆積，減少神經發炎的現象，進一步達到預防失智症的功效。甜椒富含很多的抗氧化營養素，如：維生素C、茄紅素、β-胡蘿蔔素、槲皮素等，具有保護血管的功效，同時甜椒中含有維生素$B_6$和葉酸，能降低同半胱胺酸的濃度，以減低心血管疾病和中風的危險。此外，具有類風濕性關節炎家族史的人，也可以多食用甜椒，因為食用高量的維生素C，可以降低其罹患類風濕性關節炎的風險。

**食物名稱 甜椒**

(100公克生重)

| | | |
|---|---|---|
| 熱量 | 25 | kcal |
| 水分 | 93.1 | g |
| 粗蛋白 | 0.8 | g |
| 粗脂肪 | 0.2 | g |
| 醣類 | 5.5 | g |
| 膳食纖維 | 2.2 | g |
| 膽固醇 | - | mg |
| 維生素A | 36.7 | μgRE |
| 維生素E | - | mgα-TE |
| 維生素$B_1$ | 0.03 | mg |
| 維生素$B_2$ | 0.03 | mg |
| 菸鹼酸 | 0.8 | mg |
| 維生素$B_6$ | 0.08 | mg |
| 維生素$B_{12}$ | - | μg |
| 維生素C | 94 | mg |
| 鈉 | 11 | mg |
| 鉀 | 130 | mg |
| 鈣 | 11 | mg |
| 鎂 | 11 | mg |
| 磷 | 26 | mg |
| 鐵 | 0.4 | mg |
| 鋅 | 0.2 | mg |

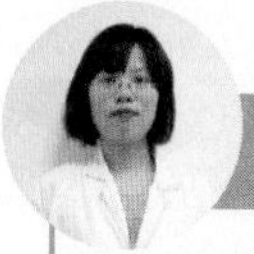

**小叮嚀**

甜椒因含有松烯，所以具有特殊氣味，且這特殊氣味並不會因為烹煮而消失。甜椒富含維生素C，不耐高溫烹調，所以生食可以獲得到較多的維生素C。

## 綠花椰菜

### ．營養成分

綠花椰菜內含蛋白質、醣類、脂肪、葉酸、維生素C、鈣、磷、銅、錳、鉻、鉀、碘等。其中，維生素C含量豐富，為檸檬的2.5倍、是蘋果的26倍。此外，綠花椰菜還含有多種植化素，如：類黃酮素（如：槲皮素）、β-胡蘿蔔素、吲哚等。

### ．營養功效

綠花椰菜富含槲皮素等多種抗氧化物質，具有抗菌、抗炎、抗病毒、抗凝血的作用；綠花椰菜中的鉻，則可刺激葡萄糖的攝入，協助維持血糖平衡。此外，綠花椰菜富含的植化素，可抗氧化並使癌細胞不易形成。綠花椰菜另含有豐富的葉酸，能有效降低體內同半胱胺酸的濃度，降低心血管疾病的發生機率。

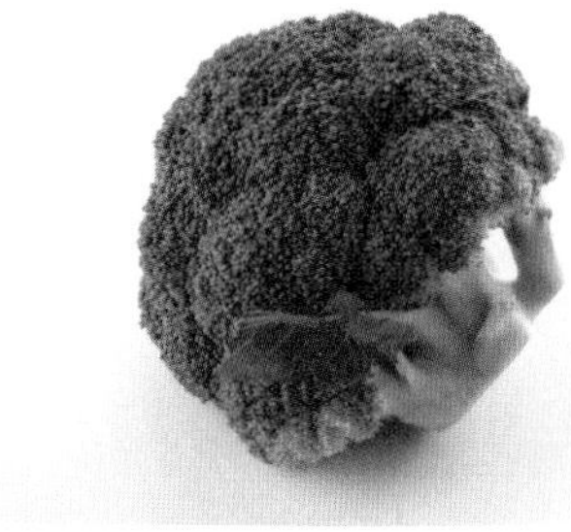

## 食物名稱 綠花椰菜

（100公克生重）

| | | |
|---|---|---|
| 熱量 | 31 | kcal |
| 水分 | 90 | g |
| 粗蛋白 | 4.3 | g |
| 粗脂肪 | 0.2 | g |
| 醣類 | 4.6 | g |
| 膳食纖維 | 2.7 | g |
| 膽固醇 | - | mg |
| 維生素A | 103 | μgRE |
| 維生素E | - | mgα-TE |
| 維生素$B_1$ | 0.07 | mg |
| 維生素$B_2$ | 0.09 | mg |
| 菸鹼酸 | 0.3 | mg |
| 維生素$B_6$ | 0.09 | mg |
| 維生素$B_{12}$ | - | μg |
| 維生素C | 69 | mg |
| 鈉 | 21 | mg |
| 鉀 | 340 | mg |
| 鈣 | 47 | mg |
| 鎂 | 22 | mg |
| 磷 | 67 | mg |
| 鐵 | 0.8 | mg |
| 鋅 | 0.5 | mg |

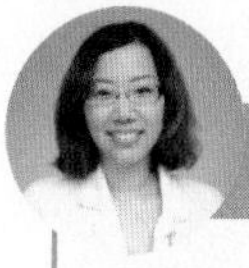

**小叮嚀**

英國的一項研究顯示，如果用水煮花椰菜，其中的營養成分損失高達七成，因此建議，烹煮綠花椰菜最好用蒸或炒的方式，可保留較多的營養素。

## 芹菜

### ・營養成分

芹菜分為本土芹菜與西洋芹菜，其中西洋芹枝葉較為肥厚，四季都易買到，價格也平穩，是營養健康的食材。芹菜主要產季為十月到隔年四月，質地脆嫩，有芳香氣味，富含蛋白質、醣類、葉酸、維生素C、鉀、鈣、芹菜鹼等營養素。

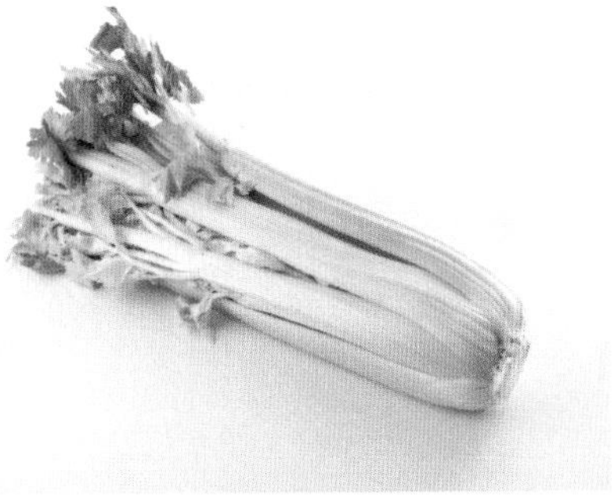

### ・營養功效

有研究發現西洋芹中的芹菜鹼（或稱芹菜素），能舒張血管、鎮靜中樞神經系統，所以有降血壓的效果，同時又可預防血管病變，保護血管。

芹菜的鉀含量高，可保護動脈內膜細胞的完整性，降低血管栓塞的發生。鉀也會促進鈉排泄，同時使血管擴張，具降血壓效果。也有研究發現，芹菜不僅可降低血壓，同時也具有降膽固醇的功效。

另外，芹菜中的葉酸，是人體中樞神經和細胞所需的營養，亦是製造DNA所需的物質，並能有效降低體內同半胱胺酸的濃度，預防心血管疾病的發生。

**食物名稱 西洋芹**

(100公克生重)

| | | |
|---|---|---|
| 熱量 | 11.3 | kcal |
| 水分 | 96 | g |
| 粗蛋白 | 0.4 | g |
| 粗脂肪 | 0.2 | g |
| 醣類 | 2.2 | g |
| 膳食纖維 | 1.0 | g |
| 膽固醇 | - | mg |
| 維生素A | 26.7 | μgRE |
| 維生素E | - | mgα-TE |
| 維生素$B_1$ | 0.01 | mg |
| 維生素$B_2$ | 0.02 | mg |
| 菸鹼酸 | 0.2 | mg |
| 維生素$B_6$ | 0.01 | mg |
| 維生素$B_{12}$ | - | μg |
| 維生素C | 3.0 | mg |
| 鈉 | 100 | mg |
| 鉀 | 230 | mg |
| 鈣 | 36 | mg |
| 鎂 | 10 | mg |
| 磷 | 22 | mg |
| 鐵 | 0.3 | mg |
| 鋅 | 0.2 | mg |

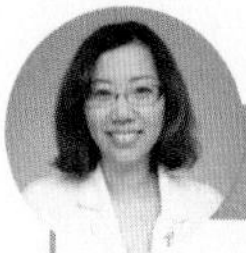

**小叮嚀**

不少人在烹煮芹菜前，都會摘去葉子，但其實芹菜葉子的營養價值比莖部更高，含有豐富的鈣、維生素C及芹菜鹼，若連葉子一起吃，能攝取到更完整的營養素。芹菜除鉀含量豐富外，也含有鈉，高血壓患者應適量攝取。

## 菇類

### ▪營養成分

各種菇類均含有豐富的多醣體、膳食纖維、維生素$B_1$、維生素$B_2$、菸鹼酸、鐵、鎂、鉀、鋅等，是營養價值極高的食品。著名的食用菌金針菇，又名樸菇、冬菇，不僅味道鮮美、滑脆可口，而且熱量很低。每100公克的金針菇就含有2.9公克的膳食纖維、2.2公克蛋白質，但熱量只有41大卡。

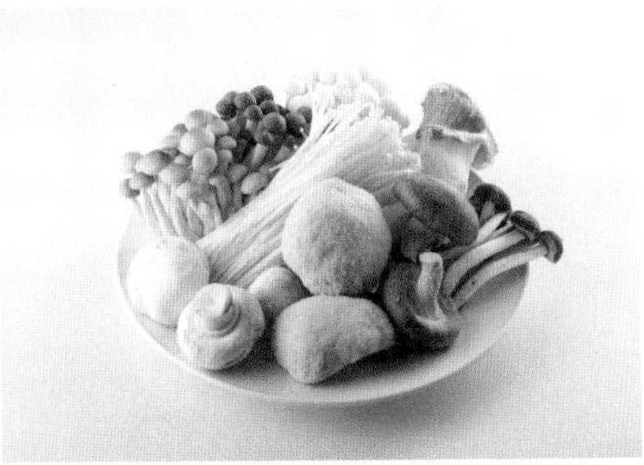

### ▪營養功效

最新的醫學研究報告，各種菇類含有多醣體，可提高人體免疫力。此外，菇類可用來預防和治療肝炎、胃腸潰瘍，並具有降血壓、清膽固醇的效果。菇類中的鉀會促進鈉排泄，同時使血管擴張，具降血壓效果。

其中金針菇又有「增智菇」的譽稱，可以促進智力發育。

**食物名稱 金針菇**

(100公克生重)

| | | |
|---|---|---|
| 熱量 | 41 | kcal |
| 水分 | 88.4 | g |
| 粗蛋白 | 2.2 | g |
| 粗脂肪 | 0.5 | g |
| 醣類 | 8 | g |
| 膳食纖維 | 2.9 | g |
| 膽固醇 | - | mg |
| 維生素A | 0 | μgRE |
| 維生素E | - | mgα-TE |
| 維生素$B_1$ | 0.06 | mg |
| 維生素$B_2$ | 0.18 | mg |
| 菸鹼酸 | 6.2 | mg |
| 維生素$B_6$ | 0.04 | mg |
| 維生素$B_{12}$ | - | μg |
| 維生素C | - | mg |
| 鈉 | 4 | mg |
| 鉀 | 430 | mg |
| 鈣 | 0 | mg |
| 鎂 | 16 | mg |
| 磷 | 108 | mg |
| 鐵 | 0.9 | mg |
| 鋅 | 0.7 | mg |

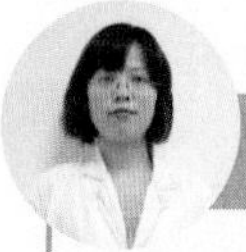

**小叮嚀**

各種菇類都含有提高免疫力的多醣體，對一般人而言，多吃菇類有益身體健康；不過，紅斑性狼瘡或類風濕性關節炎的患者，攝取這類食物可能會加重病情，因此最好避免食用；此外，菇類含高普林，痛風患者應該避免食用，且其為高鉀、高磷的蔬菜，洗腎及腎功能欠佳的民眾也不宜多吃。

## 油脂類

### 橄欖油

**・營養成分**

橄欖油是由橄欖榨成的植物油，被譽為「地中海的液體黃金」，是地中海飲食中必備的健康油品，主要成分有：維生素E、單元不飽和脂肪酸（如：油酸、棕櫚油酸）、亞油酸、亞麻油酸、角鯊烯、胡蘿蔔素、橄欖多酚等。

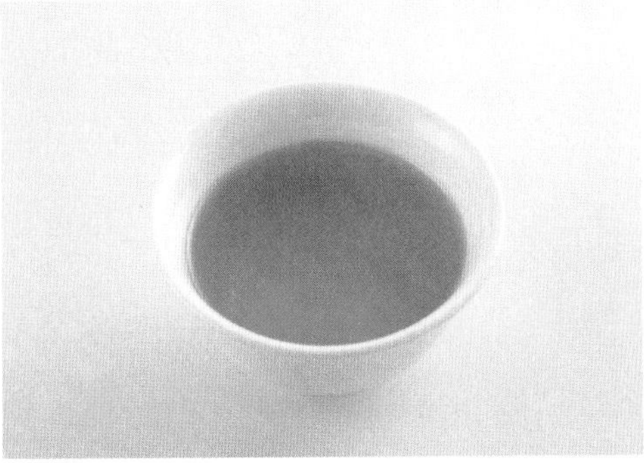

**・營養功效**

橄欖油含有多量的單元不飽和脂肪酸（油酸），大概占了橄欖油的五五－八〇％，能降低體內壞的膽固醇。而橄欖油中的維生素E與橄欖多酚都是很好的抗氧化物質，有助預防動脈硬化的發生，同時保護心臟免於自由基的傷害。

橄欖油中富含的亞麻油酸被視為人體的一種必需脂肪酸，必須從食物中獲得，人體無法自行合成。至於少量的角鯊烯具有類似紅血球攜帶氧氣的功能，在血液循環中運輸且釋放出氧，可增強身體組織對氧的利用能力，強化肝功能。另外，角鯊烯也具有滲透、擴散和殺菌作用。

**食物名稱 橄欖油**

（100公克生重）

| | | |
|---|---|---|
| 熱量 | 884 | kcal |
| 水分 | Tr | g |
| 粗蛋白 | - | g |
| 粗脂肪 | 100 | g |
| 醣類 | - | g |
| 膳食纖維 | - | g |
| 膽固醇 | 0 | mg |
| 維生素A | 8.8 | μgRE |
| 維生素E | 8.51 | mgα-TE |
| 維生素$B_1$ | - | mg |
| 維生素$B_2$ | - | mg |
| 菸鹼酸 | - | mg |
| 維生素$B_6$ | - | mg |
| 維生素$B_{12}$ | - | μg |
| 維生素C | - | mg |
| 鈉 | - | mg |
| 鉀 | - | mg |
| 鈣 | - | mg |
| 鎂 | - | mg |
| 磷 | - | mg |
| 鐵 | - | mg |
| 鋅 | - | mg |

（Tr：微量）

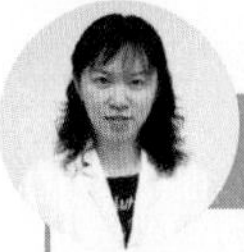

**小叮嚀**

橄欖油如同一般油脂是屬於高熱量食物，食用過多同樣也會增加體重，所以肥胖者應適量食用。特級冷壓初榨的橄欖油（通常標示為Extra Virgin），純度最高，價格通常也最高，適合涼拌及直接食用，可保留最多的營養價值。

## 堅果類

### ‧營養成分

堅果類富含單元不飽和脂肪酸、維生素B群、維生素C、維生素E，以及鈣、磷、鐵、鉀、鈉、鎂、錳、鋅、銅、硒等礦物質。

其中，松子有「長壽果」、「養人寶」之稱，油脂含量約七〇%，大多為不飽和脂肪酸，這些脂肪酸不能在人體內合成，必須從食物中攝取。而核桃的油脂含量約六八%，營養豐富。其他如：腰果、杏仁、夏威夷豆等，都是富含不飽和脂肪酸的堅果類食物。

### ‧營養功效

堅果類的不飽和脂肪酸，具有增強腦細胞代謝，維護腦細胞功能和神經功能的作用，同時也有預防動脈硬化的功用，可以抗老防衰、增強記憶力、防止心血管疾病。有文獻指出堅果類中ω-3型式的脂肪酸對降低血脂及膽固醇有相當顯著的效果，而且高脂質可以攜帶脂溶性的維生素A及維生素E，增加吸收率。

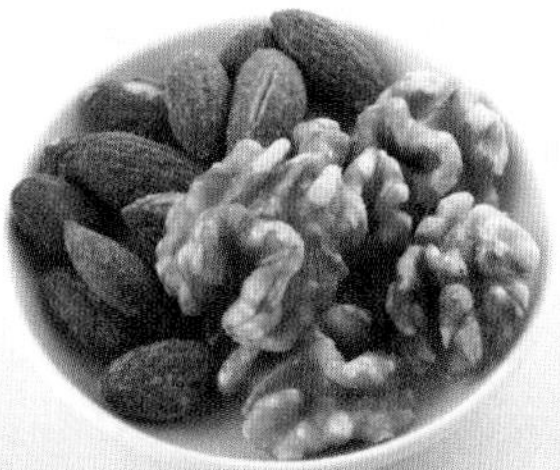

此外，堅果類的皮含有纖維質，通便作用緩和，特別適合年老體弱、病後的便祕者食用。

**食物名稱 堅果類**

| | 松子 | 核桃粒 | (100公克生重) |
|---|---|---|---|
| 熱量 | 683 | 685 | kcal |
| 水分 | 1.7 | 3.1 | g |
| 粗蛋白 | 16.5 | 15.3 | g |
| 粗脂肪 | 70.5 | 71.6 | g |
| 醣類 | 8.7 | 8.2 | g |
| 膳食纖維 | 4.9 | 5.5 | g |
| 膽固醇 | - | - | mg |
| 維生素A | 1.4 | 5.6 | μgRE |
| 維生素E | 10.5 | 2.25 | mgα-TE |
| 維生素$B_1$ | 0.56 | 0.47 | mg |
| 維生素$B_2$ | 0.1 | 0.11 | mg |
| 菸鹼酸 | 3.36 | 0.85 | mg |
| 維生素$B_6$ | 0.17 | 0.35 | mg |
| 維生素$B_{12}$ | - | - | μg |
| 維生素C | 4.8 | 1 | mg |
| 鈉 | 7 | 10 | mg |
| 鉀 | 589 | 434 | mg |
| 鈣 | 12 | 74 | mg |
| 鎂 | 238 | 153 | mg |
| 磷 | 620 | 393 | mg |
| 鐵 | 4.2 | 2.8 | mg |
| 鋅 | 5.9 | 2.7 | mg |

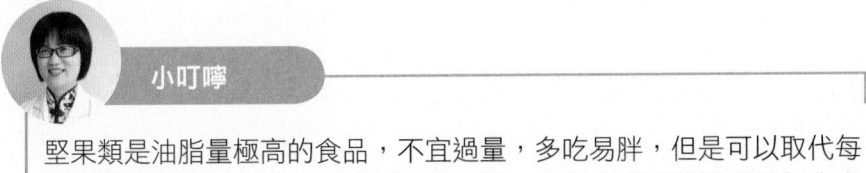

**小叮嚀**

堅果類是油脂量極高的食品，不宜過量，多吃易胖，但是可以取代每日油脂攝取量。此外，堅果類保存不易，應注意是否發霉或是氧化產生油耗味。

# 奶類或乳製品

## 優格

**・營養成分**

優格中富含乳酸菌。乳酸菌可利用牛奶中的醣類進行乳酸發酵，產生游離胺基酸、維生素$B_1$、維生素$B_2$、葉酸、菸鹼酸、維生素K等。具有這些功能的菌種包括：乳酸桿菌、比非德氏菌、乳酸球菌、鏈球菌、嗜熱菌、腸球菌、酵母菌等。

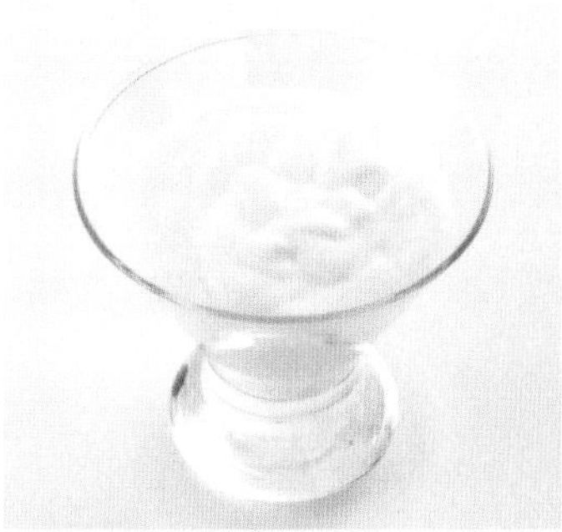

**・營養功效**

乳酸菌具有維持腸道菌叢生態平衡的功效，可降低腸道pH值，且附著於腸粘膜上皮，減少有害菌增殖場所，同時產生抗壞菌物質等。

此外，乳酸菌能活化免疫細胞，增進人體免疫力，還具有降低血膽固醇的作用，可減少心血管疾病的發生，進而減少血管性失智症的發生機率。

**食物名稱 優格**

（100公克生重）

| | | |
|---|---|---|
| 熱量 | 72 | kcal |
| 水分 | 82.4 | g |
| 粗蛋白 | 2.8 | g |
| 粗脂肪 | 1.3 | g |
| 醣類 | 13 | g |
| 膳食纖維 | - | g |
| 膽固醇 | 5 | mg |
| 維生素A | 4 | μgRE |
| 維生素E | 0.01 | mgα-TE |
| 維生素$B_1$ | 0.03 | mg |
| 維生素$B_2$ | 0.29 | mg |
| 菸鹼酸 | 1.1 | mg |
| 維生素$B_6$ | 0.01 | mg |
| 維生素$B_{12}$ | 0.06 | μg |
| 維生素C | 0 | mg |
| 鈉 | 26 | mg |
| 鉀 | 110 | mg |
| 鈣 | 63 | mg |
| 鎂 | 7 | mg |
| 磷 | 52 | mg |
| 鐵 | 0.1 | mg |
| 鋅 | 0.2 | mg |

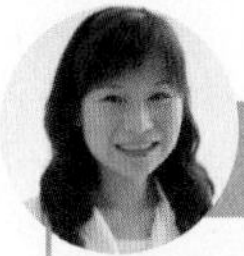

**小叮嚀**

優格因經過發酵，分解乳糖，因此飲用優格不易產生因乳糖不耐症所引發的腹瀉症狀。一般市售的優格大多有加糖，糖尿病患者應選擇無糖或減糖的優格，以免血糖太高。

# 水果類

## 柑橘類

### ・營養成分

柑橘類水果富含果膠，也含有豐富的維生素C和葉酸，更提供相當數量的鉀、鈣等礦物質。此外，柑橘類的植化素高達一百七十種以上，包括六十多種類黃酮素，以及十七種類胡蘿蔔素。

### ・營養功效

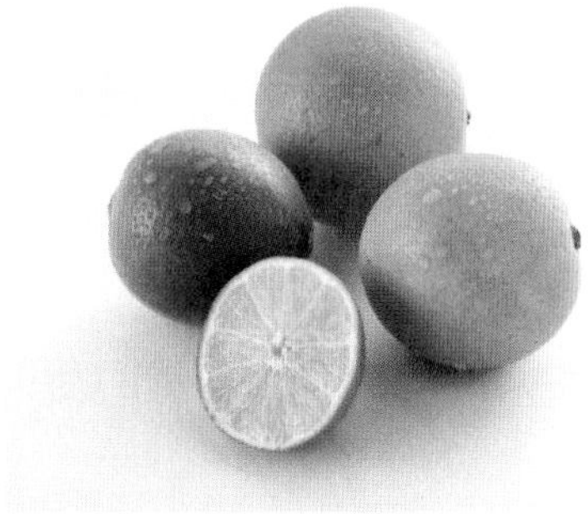

柑橘類水果，如柳橙、橘子、葡萄柚、檸檬等的外皮，含有豐富的類黃酮素，是對人體健康很有助益的抗氧化物，有抗發炎、抗腫瘤、強化血管和抑制凝血的作用，同時類黃酮素、維生素C及多種抗氧化植化素，能夠有效的降低壞的膽固醇的濃度，預防心血管疾病的發生。

另外，柑橘類含有抗氧化功效的維生素C以及檸檬黃素，能有效改善血液循環不佳的問題，強化記憶力、提高思考反應的靈活度。

## 食物名稱 柑橘類

| | 柳橙 | 檸檬 | (100公克生重) |
|---|---|---|---|
| 熱量 | 43 | 32 | kcal |
| 水分 | 88 | 91 | g |
| 粗蛋白 | 0.8 | 0.8 | g |
| 粗脂肪 | 0.2 | 0.3 | g |
| 醣類 | 10.6 | 7.5 | g |
| 膳食纖維 | 2.3 | 1 | g |
| 膽固醇 | - | - | mg |
| 維生素A | 0 | 0 | μgRE |
| 維生素E | - | - | mgα-TE |
| 維生素$B_1$ | 0.06 | 0.04 | mg |
| 維生素$B_2$ | 0.04 | 0.02 | mg |
| 菸鹼酸 | 0.4 | 0.12 | mg |
| 維生素$B_6$ | 0.02 | 0.01 | mg |
| 維生素$B_{12}$ | - | - | μg |
| 維生素C | 38 | 27 | mg |
| 鈉 | 10 | 6 | mg |
| 鉀 | 120 | 120 | mg |
| 鈣 | 32 | 33 | mg |
| 鎂 | 12 | 10 | mg |
| 磷 | 21 | 24 | mg |
| 鐵 | 0.2 | 0.2 | mg |
| 鋅 | 0.1 | 0.1 | mg |

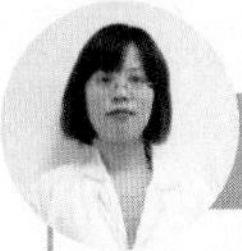

小叮嚀

由於柑橘類的水果偏酸，食用時避免加入太多的糖，以免造成身體負擔。

## 木瓜、芒果

**・營養成分**

木瓜與芒果同屬黃色水果，營養成分相類似，富含維生素A、維生素$B_1$、維生素$B_2$、葉酸、維生素C、鈣、磷、鉀，以及β-胡蘿蔔素、茄紅素等植化素。

木瓜，又稱番木瓜、萬壽果、乳瓜；芒果，閩南語稱檨仔，營養價值豐富，除了上述的營養成分外，木瓜含有木瓜酵素，是兩者最大的區別。

**・營養功效**

木瓜、芒果中的維生素A對上皮細胞和黏膜的修復、視力保健很有幫助；維生素C可以防止細胞受到氧化傷害；β-胡蘿蔔素和茄紅素則能有效對抗自由基，還有防癌效用及心血管保護功能。

另外，吃木瓜有助於排便，而木瓜酵素能夠幫助蛋白質與脂肪的消化吸收。

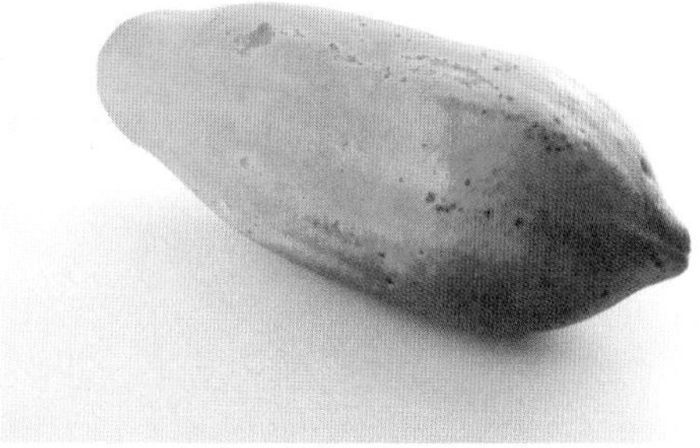

## 食物名稱 芒果

| | 金煌芒果 | 愛文芒果 | (100公克生重) |
|---|---|---|---|
| 熱量 | 59 | 40 | kcal |
| 水分 | 83.8 | 89 | g |
| 粗蛋白 | 1.1 | 0.2 | g |
| 粗脂肪 | 0.4 | 0.3 | g |
| 醣類 | 14.4 | 10.2 | g |
| 膳食纖維 | 1.1 | 0.8 | g |
| 膽固醇 | - | - | mg |
| 維生素A | 88.3 | 355 | μgRE |
| 維生素E | - | - | mgα-TE |
| 維生素$B_1$ | 0.02 | 0.02 | mg |
| 維生素$B_2$ | 0.04 | 0.04 | mg |
| 菸鹼酸 | 0.4 | 0.6 | mg |
| 維生素$B_6$ | 0.01 | 0.07 | mg |
| 維生素$B_{12}$ | - | - | μg |
| 維生素C | 12 | 21 | mg |
| 鈉 | 15 | 4 | mg |
| 鉀 | 90 | 90 | mg |
| 鈣 | 5 | 5 | mg |
| 鎂 | 10 | 7 | mg |
| 磷 | 12 | 14 | mg |
| 鐵 | 0.2 | 0.1 | mg |
| 鋅 | 0.1 | 0.1 | mg |

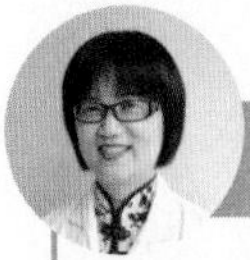

**小叮嚀**

木瓜、芒果因富含β-胡蘿蔔素，若過量攝取會造成皮膚變黃的現象，不過，只要停止食用，即可改善。另外，部分人吃芒果或接觸芒果的汁液會有過敏反應，導致嘴唇紅腫、乾裂，並且會在耳朵、脖子等處出現紅腫疼痛等症狀。有皮膚過敏體質及異位性皮膚炎者應避免食用。

## 草莓、藍莓

**・營養成分**

草莓、藍莓這類的莓類水果，有豐富的膳食纖維、果膠、維生素$B_2$、維生素C、磷、鉀，以及類黃酮素（如：花青素）、胡蘿蔔素、酚酸類（如：鞣花酸）、單寧酸等。

草莓，又名鳳梨草莓，每年三月到五月是盛產期；藍莓，又稱藍梅，多半為進口。

**・營養功效**

草莓、藍莓含有花青素是強效抗氧化劑，有助提升記憶力，防止腦神經老化、預防衰老、失智症，且有強化眼部血管彈性及保持眼部健康的功效；高量的維生素C可以防治壞血病，對預防高血壓、動脈硬化有所幫助；而果膠及膳食纖維則可以幫助維持腸道蠕動正常，有舒緩腹瀉和便祕的效果。

藍莓中的單寧酸，則可減輕消化系統的發炎症狀，也可以預防尿道發炎。

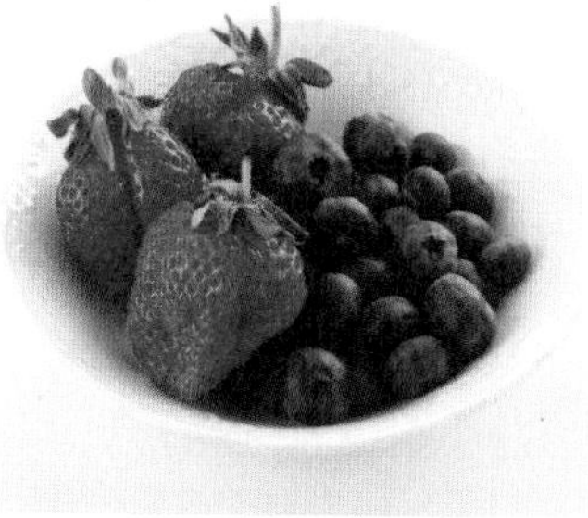

**食物名稱 草莓**

（100公克生重）

| | | |
|---|---|---|
| 熱量 | 39 | kcal |
| 水分 | 89 | g |
| 粗蛋白 | 1.1 | g |
| 粗脂肪 | 0.2 | g |
| 醣類 | 9.2 | g |
| 膳食纖維 | 1.8 | g |
| 膽固醇 | - | mg |
| 維生素A | 3.3 | μgRE |
| 維生素E | - | mgα-TE |
| 維生素$B_1$ | 0.01 | mg |
| 維生素$B_2$ | 0.06 | mg |
| 菸鹼酸 | 1.5 | mg |
| 維生素$B_6$ | 0.03 | mg |
| 維生素$B_{12}$ | - | μg |
| 維生素C | 66 | mg |
| 鈉 | 18 | mg |
| 鉀 | 180 | mg |
| 鈣 | 14 | mg |
| 鎂 | 13 | mg |
| 磷 | 35 | mg |
| 鐵 | 0.5 | mg |
| 鋅 | 0.2 | mg |

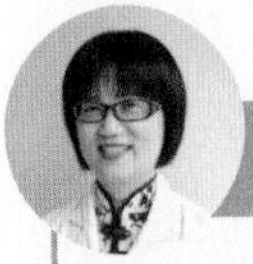

**小叮嚀**

每天食用半杯新鮮藍莓，有增強腦力和視力的功效，但如果吃不到新鮮的藍莓，罐頭或冷凍的藍莓也有一樣的效果。莓類富含單寧酸可以預防泌尿道感染，無論是果汁或錠劑都可以，但是最重要的是攝取有效劑量與持續服用，才有功效。

## 奇異果

**・營養成分**

奇異果，原始名稱為獮猴桃，含有豐富的膳食纖維、維生素C、葉酸、鉀、磷、鈣、鎂、β-胡蘿蔔素、胺基酸等營養成分。

**・營養功效**

奇異果有豐富的維生素C、β-胡蘿蔔素，具備抗氧化能力，可提高身體的免疫力。奇異果的膳食纖維多屬果膠，具有高度保水性，有助於軟化糞便、幫助排便、促進腸胃道健康，同時有降低血中膽固醇濃度，進而有預防心臟病的功能。而奇異果的高鉀，可以調節血壓；低升糖指數值，是糖尿病患者的優良水果首選。

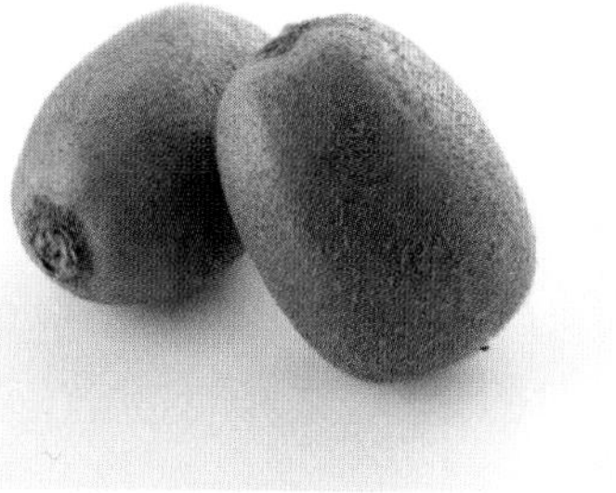

至於奇異果中的鎂和鈣，有穩定及放鬆神經系統的功效，有助於穩定情緒、提升睡眠品質，對於年長者是生活中非常重要的一環。此外，奇異果中的多種胺基酸可作為腦部神經傳導物質，可促進生長激素分泌。

**食物名稱 奇異果**

（100公克生重）

| | | |
|---|---|---|
| 熱量 | 53 | kcal |
| 水分 | 85 | g |
| 粗蛋白 | 1.2 | g |
| 粗脂肪 | 0.3 | g |
| 醣類 | 12.8 | g |
| 膳食纖維 | 2.4 | g |
| 膽固醇 | - | mg |
| 維生素A | 16.7 | μgRE |
| 維生素E | - | mgα-TE |
| 維生素$B_1$ | 0 | mg |
| 維生素$B_2$ | 0.01 | mg |
| 菸鹼酸 | 0.3 | mg |
| 維生素$B_6$ | 0.03 | mg |
| 維生素$B_{12}$ | - | μg |
| 維生素C | 87 | mg |
| 鈉 | 6 | mg |
| 鉀 | 290 | mg |
| 鈣 | 26 | mg |
| 鎂 | 13 | mg |
| 磷 | 35 | mg |
| 鐵 | 0.3 | mg |
| 鋅 | 0.1 | mg |

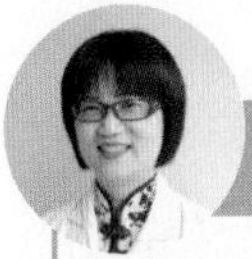

**小叮嚀**

奇異果是常見易造成過敏的食物，引發的過敏症狀包括：嘴唇、口腔有發麻、刺痛或癢的感覺，也有人食用奇異果會腹瀉、皮膚起紅疹或打噴嚏。對於需要借助香蕉才能幫助排便的人，改吃奇異果可以減少一半的熱量，但奇異果屬於高鉀水果，腎臟功能不佳的人，不宜多吃。

# 香蕉

**・營養成分**

香蕉含有豐富的醣類、果膠、葉酸、維生素C及礦物質鈣、磷、鎂、鉀、錳等。

近來研究還發現香蕉中含有芸香素，是營養價值相當高的水果。

**・營養功效**

香蕉含有高量的鉀，可有效平衡體內過多的鈉，具有輔助降血壓的功效，可減少心血管疾病的發生。芸香素是類黃酮素的一種，能抑制血小板凝集，減少壞的膽固醇的堆積、預防血管阻塞。

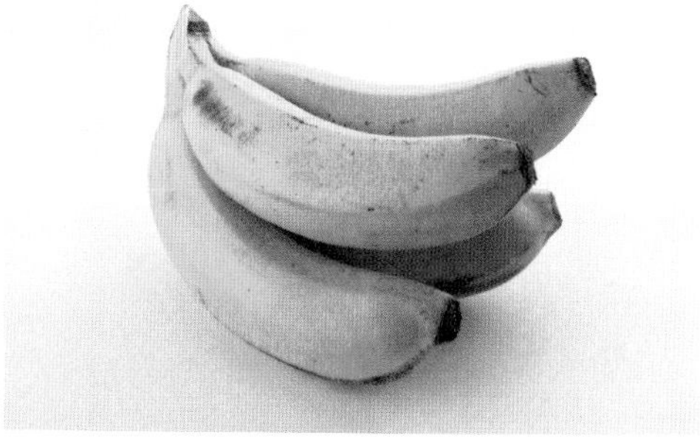

此外，香蕉含大量的果膠，具有促進腸道平滑肌收縮的作用，可幫助排便，增加膽固醇的代謝。而香蕉中豐富的礦物質鈣、鎂等，是重要的神經傳導物質，可維持神經傳導功能的正常。適當攝取香蕉，更可維持血清素、正腎上腺素及多巴胺等物質的正常濃度，減少自由基、細菌、病毒等毒素傷害了大腦細胞，減少腦機能的衰退，進而降低失智症、帕金森氏症、記憶力減退及憂鬱症等發生機率。

**食物名稱 香蕉**

(100公克生重)

| | | |
|---|---|---|
| 熱量 | 91 | kcal |
| 水分 | 74 | g |
| 粗蛋白 | 1 | g |
| 粗脂肪 | 0 | g |
| 醣類 | 24 | g |
| 膳食纖維 | 1.6 | g |
| 膽固醇 | - | mg |
| 維生素A | 2.3 | μgRE |
| 維生素E | - | mgα-TE |
| 維生素$B_1$ | 0 | mg |
| 維生素$B_2$ | 0 | mg |
| 菸鹼酸 | 0 | mg |
| 維生素$B_6$ | 0 | mg |
| 維生素$B_{12}$ | - | μg |
| 維生素C | 10 | mg |
| 鈉 | 4 | mg |
| 鉀 | 290 | mg |
| 鈣 | 5 | mg |
| 鎂 | 23 | mg |
| 磷 | 22 | mg |
| 鐵 | 0 | mg |
| 鋅 | 1 | mg |

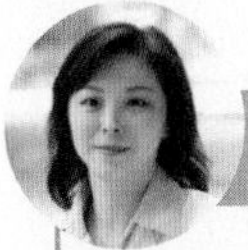

**小叮嚀**

香蕉含有豐富的醣分，糖尿病人不可攝取太多，一次以半根香蕉為宜，以免過量攝取，造成血糖偏高。此外，由於香蕉含鉀量豐富，腎臟疾病患者應避免攝取過量，以免加重病情。

# 豆蛋魚肉類

## 黃豆

### ・營養成分

黃豆營養價值高，被稱為「豆中之王」，含有豐富的蛋白質、醣類、脂肪、膳食纖維、維生素B群、維生素E、鈣、鐵、皂素、植酸、卵磷脂及大豆異黃酮。此外，黃豆含有豐富的不飽和脂肪酸，且完全不含膽固醇。

黃豆的用途相當廣泛，除了直接食用外，可應用在黃豆油、黃豆蛋白、及傳統黃豆加工食品，還可開發成高附加價值的副產品，如大豆卵磷脂、維生素E等食品或醫藥品。

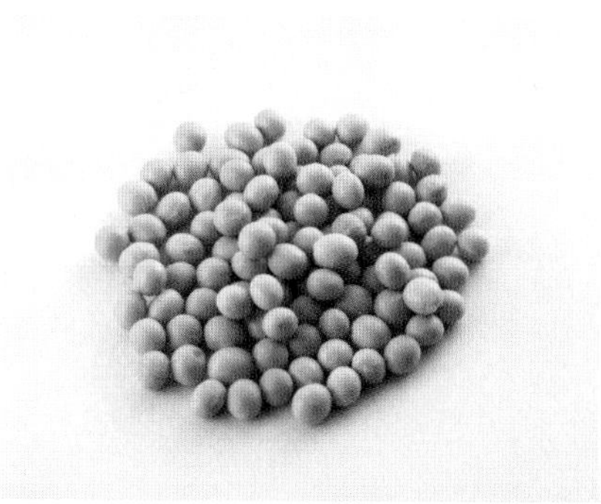

### ・營養功效

黃豆含有豐富的膳食纖維，可以促進排便，並幫助膽固醇代謝；所含的卵磷脂可以改善脂質代謝，降低膽固醇，並增加好的膽固醇，同時改善脂肪肝，減少心血管疾病的發生，進而降低血管性失智症的發生機率。其中，大豆異黃酮與人類女性荷爾蒙——雌激素結構十分相似，被稱為「植物雌激素」，不僅可以舒緩更年期症狀、預防骨質疏鬆、預防乳癌及前列腺癌等，更具有抗氧化功用。

此外，黃豆中所含的皂素及豐富的維生素E，都是很好的抗氧化物質，可以抑制自由基的傷害，因此有研究指出具有抗老化的功效。而黃豆中豐富的維生素B群，具有安定神經、預防焦慮等紓壓效果；黃豆蛋白不僅可降膽固醇、降血脂，還具有降低血壓的功效，經常攝取黃豆及黃豆製品，可降低心血管疾病的發生率及減緩老化等作用。美國食品藥物管理局也建議，每人每日攝取25公克黃豆蛋白，對人體具有保健功效。

**食物名稱 黃豆**

(100公克生重)

| | | |
|---|---|---|
| 熱量 | 384 | kcal |
| 水分 | 12 | g |
| 粗蛋白 | 36 | g |
| 粗脂肪 | 15 | g |
| 醣類 | 33 | g |
| 膳食纖維 | 16 | g |
| 膽固醇 | - | mg |
| 維生素A | 0 | μgRE |
| 維生素E | 2 | mgα-TE |
| 維生素$B_1$ | 1 | mg |
| 維生素$B_2$ | 0 | mg |
| 菸鹼酸 | 1 | mg |
| 維生素$B_6$ | 1 | mg |
| 維生素$B_{12}$ | - | μg |
| 維生素C | 0 | mg |
| 鈉 | 2 | mg |
| 鉀 | 1763 | mg |
| 鈣 | 217 | mg |
| 鎂 | 219 | mg |
| 磷 | 494 | mg |
| 鐵 | 6 | mg |
| 鋅 | 2 | mg |

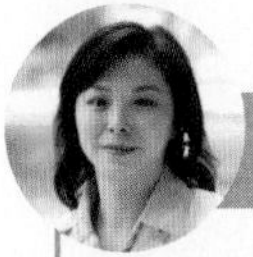

**小叮嚀**

黃豆含有皂素及植酸，應煮熟後才可食用，若生吃可能會出現噁心等不適症狀。黃豆含豐富蛋白質，建議在均衡飲食下，以黃豆蛋白來取代部分動物蛋白質。若有腎臟疾病須限制蛋白質攝取的病患，應注意食用分量；有痛風或尿酸過高患者，黃豆直接食用不宜過多，至於豆漿、豆腐等普林含量不高，可酌量食用。

## 海鮮（不含深海魚類）

**．營養成分**

海鮮種類繁多，包含各種魚類、牡蠣、蛤蜊、蝦、蟹、淡菜及章魚、花枝等頭足動物。海鮮大多含有豐富的蛋白質、維生素A、維生素B群、維生素D、維生素E及鈉、鉀、鈣、鎂、鐵、碘、鋅、硒等，營養價值相當豐富。蝦蟹類及牡蠣尤其含有豐富的甲殼素、蝦紅素及鋅、硒等成分。

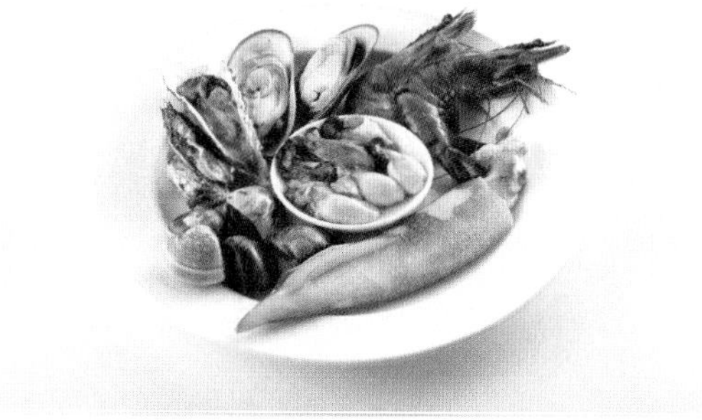

**．營養功效**

海鮮的蛋白質含有人體所必需的胺基酸，能夠促進細胞的生長與繁殖、加速傷口癒合和提高免疫力。豐富的維生素B群可以提升免疫力、維持消化系統及神經系統的健康。海鮮中富含的維生素E、鋅、硒及蝦紅素都是很強的抗氧化物質，具有抗癌、防老化、提升免疫力、調節新陳代謝的功效。經常攝取海鮮，取代高脂肪的肉類，可減少血管病變，減緩自由基氧化，增加人體細胞的活力。

| 食物名稱 海鮮 | 牡蠣 | 草蝦 | (100公克生重) |
| --- | --- | --- | --- |
| 熱量 | 77 | 98 | kcal |
| 水分 | 81 | 75 | g |
| 粗蛋白 | 11 | 22 | g |
| 粗脂肪 | 1.6 | 0.7 | g |
| 醣類 | 4.9 | 1 | g |
| 膳食纖維 | - | - | g |
| 膽固醇 | 51 | 157 | mg |
| 維生素A | 19 | 0 | μgRE |
| 維生素E | 0.5 | 0.8 | mgα-TE |
| 維生素$B_1$ | Tr | 0.1 | mg |
| 維生素$B_2$ | 0.5 | 0.1 | mg |
| 菸鹼酸 | 2.7 | 4.6 | mg |
| 維生素$B_6$ | 0 | 0.1 | mg |
| 維生素$B_{12}$ | 40 | 2.54 | μg |
| 維生素C | 1.1 | 2.8 | mg |
| 鈉 | 362 | 150 | mg |
| 鉀 | 237 | 87 | mg |
| 鈣 | 25 | 5 | mg |
| 鎂 | 60 | 16 | mg |
| 磷 | 105 | 244 | mg |
| 鐵 | 6.6 | 0.3 | mg |
| 鋅 | 7.1 | 1.7 | mg |

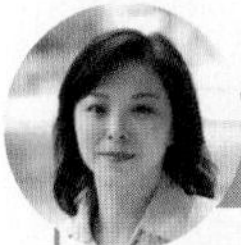

**小叮嚀**

因為海鮮中普林含量較高，容易在體內形成尿酸結晶，患有痛風和高尿酸血症的病人應少吃海鮮，以免加重病情。此外，魚卵、蟹卵及蝦頭含有較高的膽固醇，不宜過量攝取。

## 深海魚類

### ・營養成分

深海魚類如：沙丁魚、秋刀魚、鯖魚、鮪魚、鮭魚、鱈魚、鱒魚、石斑等含有豐富的ω-3多元不飽和脂肪酸，主要是由不飽和脂肪酸EPA和DHA所組成，而EPA和DHA人體無法自行合成，必須經由外在的飲食攝取。

### ・營養功效

早在西元一九七一年，兩位丹麥科學家班（Bang）和戴柏格（Dyerberg），即已在著名醫學雜誌*Lancet*上發表了對ω-3不飽和脂肪酸的驚人發現。他們發現愛斯基摩人以吃海魚為主，每日從海魚中攝取約7公克的ω-3多元不飽和脂肪（一般人每日攝取低於0.1公克），因此很少罹患心肌梗塞及腦栓塞等疾病。

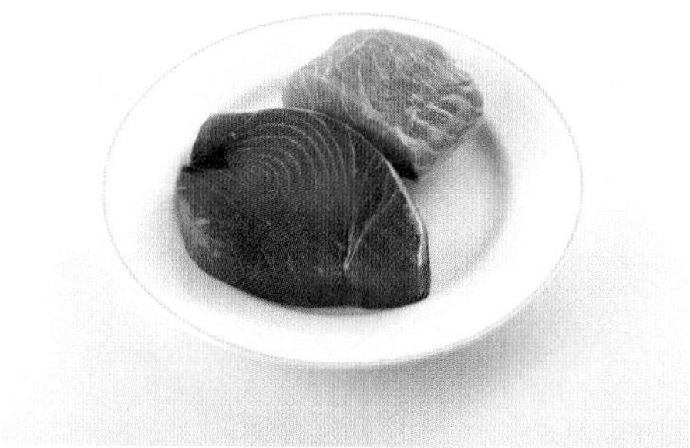

深海魚類中富含的ω-3多元不飽和脂肪酸，可將血液中過多的膽固醇帶走，不會造成動脈硬化，被視為血管清道夫，具有清血、降低血壓的功效，減少血管疾病的發病率。

而EPA與DHA在人體內會互相轉化，但因為DHA可以被人體直接吸收利用，因此，人體中大部分的轉換機制為EPA到DHA，而大多數的DHA則來不及轉換就被吸收了。與活化大腦比較有相關的是DHA，因其可以直接進入大腦，被大腦吸收利用。因為DHA為大腦發育所必需的要素，所以補充DHA，可以使腦部獲得充分的營養，進而提高腦細胞活力、增加記憶、反應與學習能力。此外，有研究指出DHA可改善老年神經纖維萎縮現象，使腦神經纖維再度延伸，進而改善失智症。

**食物名稱 深海魚類**

| | 鯖魚 | 鮪魚 | (100公克生重) |
|---|---|---|---|
| 熱量 | 417 | 94 | kcal |
| 水分 | 45.2 | 76.1 | g |
| 粗蛋白 | 14.4 | 23.3 | g |
| 粗脂肪 | 39.4 | 0.1 | g |
| 醣類 | 0.2 | 0 | g |
| 膳食纖維 | - | - | g |
| 膽固醇 | 60 | 32 | mg |
| 維生素A | 183.1 | 17 | μgRE |
| 維生素E | 0.74 | 0.13 | mgα-TE |
| 維生素$B_1$ | 0.03 | 0.11 | mg |
| 維生素$B_2$ | 0.47 | 0.01 | mg |
| 菸鹼酸 | 6.05 | 13.8 | mg |
| 維生素$B_6$ | 0.32 | 0.63 | mg |
| 維生素$B_{12}$ | 3.77 | 2.53 | μg |
| 維生素C | 0 | 0 | mg |
| 鈉 | 56 | 27 | mg |
| 鉀 | 308 | 511 | mg |
| 鈣 | 7 | 4 | mg |
| 鎂 | 24 | 39 | mg |
| 磷 | 160 | 229 | mg |
| 鐵 | 1.4 | 0.9 | mg |
| 鋅 | 1 | 0.4 | mg |

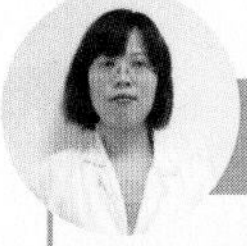

**小叮嚀**

美國心臟科學會建議，每個禮拜至少要吃兩塊巴掌大的深海魚，就可大幅減低罹患心血管疾病的機率。此外，深海魚肉中還有其他的營養成分，會和ω-3不飽和脂肪酸有相輔相成的作用，所以，多吃深海魚會比補充魚油的功效來得大。但因深海魚類較易有重金屬汙染，建議一星期不要超過300公克，並應多更換魚種食用，避免同一種重金屬的累積，而影響肝腎臟健康。

# 其他

## 紅酒

### ・營養成分

紅酒是用成熟的葡萄為原料，經壓碎後發酵成的水果酒。因葡萄皮與籽的營養成分較果肉多，而紅酒在製備過程中，葡萄皮、葡萄籽中所含的營養成分，全都轉移到紅酒中，所以飲用紅酒會比吃葡萄獲得較多的營養。

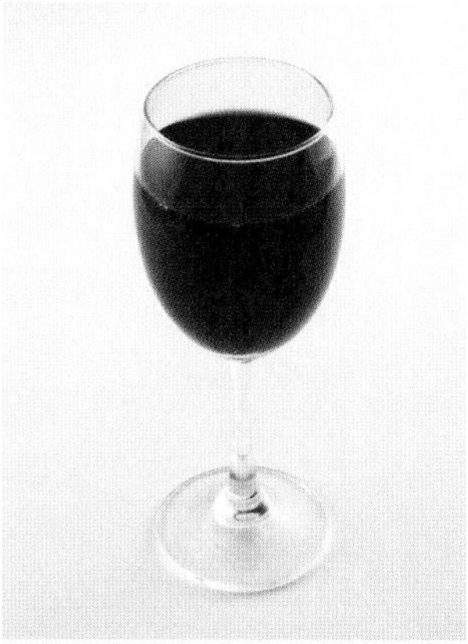

紅酒中富含多種礦物質與白藜蘆醇、花青素、單寧酸、多酚類等植化素。

### ・營養功效

紅酒中的白藜蘆醇以及花青素是天然的抗氧化物，主要功能在清除體內的自由基、抗氧化、抗衰老，同時防止壞的膽固醇因氧化而附著在血管壁上，導致血管硬化，產生動脈硬化的危險；另外，紅酒也會抑制血小板凝集，所以能有效防止血栓產生。

此外，紅酒抗氧化的功效，也可以避免大腦在過多的氧化壓力下，形成大腦組織的退化，進而導致失智症的發生，並可增加好的膽固醇濃度，同時有抑制腫瘤的作用。

**食物名稱 紅酒**

(100公克生重)

| | | |
|---|---|---|
| 熱量 | 92 | kcal |
| 水分 | 84.9 | g |
| 粗蛋白 | 0.1 | g |
| 粗脂肪 | Tr | g |
| 醣類 | 3.8 | g |
| 膳食纖維 | - | g |
| 膽固醇 | - | mg |
| 維生素A | 0 | μgRE |
| 維生素E | 0 | mgα-TE |
| 維生素$B_1$ | Tr | mg |
| 維生素$B_2$ | 0.01 | mg |
| 菸鹼酸 | Tr | mg |
| 維生素$B_6$ | 0.04 | mg |
| 維生素$B_{12}$ | - | μg |
| 維生素C | 0 | mg |
| 鈉 | 3 | mg |
| 鉀 | 122 | mg |
| 鈣 | 6 | mg |
| 鎂 | 5 | mg |
| 磷 | 10 | mg |
| 鐵 | 0.5 | mg |
| 鋅 | 0.1 | mg |

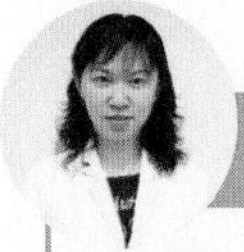

**小叮嚀**

紅酒因含多酚類的天然抗氧化劑而備受重視，但酒精的熱量偏高，建議每日攝取酒精10-12公克（酒精含量是8-15%），相當於200c.c.的紅酒。但糖尿病、肝硬化、嚴重脂肪肝、高三酸甘油酯血症、過度肥胖、胃潰瘍者，不建議喝紅酒保健，以免病情更加惡化。

## 薑黃

### ・營養成分

薑黃，即俗稱的鬱金。薑黃的主要成分為薑黃素。薑黃是印度醫學和中醫常見的藥材，也是好吃又便宜的辛香料，我們常見的咖哩帶著極為鮮豔的黃色，即來自於薑黃。

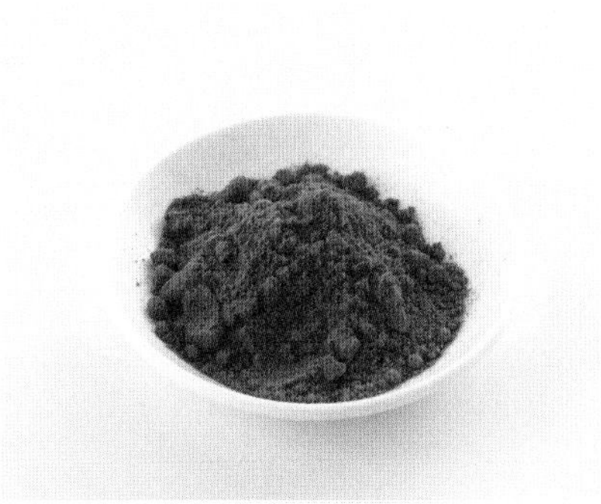

### ・營養功效

近年來，有許多科學論文證實，薑黃素具有抗發炎、抗氧化、清除自由基、抗癌、心血管保護等作用，而且會抑制類澱粉斑塊的沉澱，因此能預防阿茲海默氏症。不僅如此，薑黃素具有強效的抗氧化功能，它的抗氧化力是維生素E的1.6倍，是類黃酮素的2.33倍，更是維生素C的2.75倍！

此外，薑黃素可降低血液中的總膽固醇，並可提高好的膽固醇的含量，有助於預防心血管疾病的發生，對於預防退化性及血管性失智症，好處多多。

**食物名稱 薑黃**

(100公克生重)

| | | |
|---|---|---|
| 熱量 | 354 | kcal |
| 水分 | - | g |
| 粗蛋白 | 7.83 | g |
| 粗脂肪 | 9.88 | g |
| 醣類 | 64.9 | g |
| 膳食纖維 | - | g |
| 膽固醇 | 0 | mg |
| 維生素A | - | μgRE |
| 維生素E | 3.10 | mgα-TE |
| 維生素$B_1$ | - | mg |
| 維生素$B_2$ | 0.233 | mg |
| 菸鹼酸 | 5.14 | mg |
| 維生素$B_6$ | 18 | mg |
| 維生素$B_{12}$ | - | μg |
| 維生素C | 25.9 | mg |
| 鈉 | 38 | mg |
| 鉀 | 2525 | mg |
| 鈣 | 183 | mg |
| 鎂 | 193 | mg |
| 磷 | - | mg |
| 鐵 | 41.42 | mg |
| 鋅 | 4.35 | mg |

(此營養成分表係參照USDA National Nutrient data base)

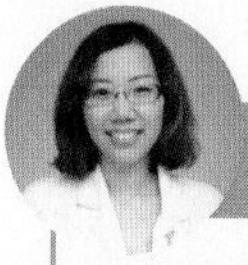

**小叮嚀**

薑黃有促進子宮收縮的作用，因此孕婦應避免食用。此外，薑黃素也會促進膽汁排泄，有膽道阻塞的患者，也應忌口。

# 綠茶

## ．營養成分

綠茶含兒茶素（又稱為兒茶多酚），屬於類黃酮類。在所有的茶類中，兒茶素的含量尤以未發酵的綠茶最高，是茶類中赫赫有名的抗氧化明星，也是茶湯香味與色澤的重要來源。此外，綠茶還有維生素A、維生素B群、維生素C、維生素E、鐵、磷、鎂、鈣、鋅等營養成分。

## ．營養功效

綠茶有強大的抗氧化功能，其中兒茶素可以消除體內沉積的自由基；維生素A可消除上皮組織、黏膜組織、皮膚組織的自由基；而維生素C能預防血管壁受到壞的膽固醇的附著而損壞；至於維生素E對腦部的幫助極大，可減緩失智症惡化的速度，還可幫助預防心臟病的發生。

此外，綠茶中的鐵、鋅能促進人體內抗氧化酵素的生成，進而防止自由基傷害細胞。

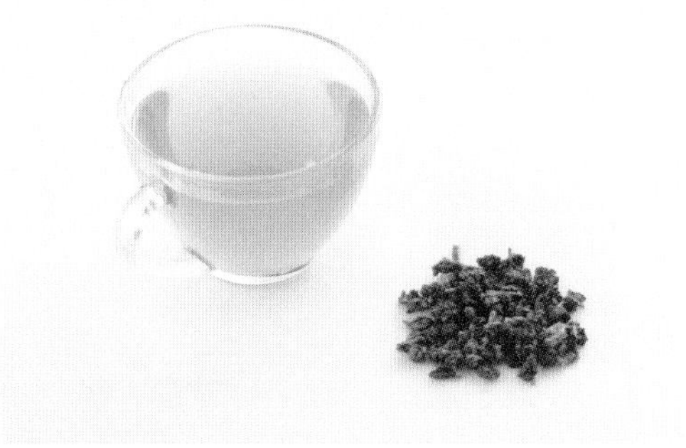

**食物名稱 綠茶**

(100公克生重)

| | | |
|---|---|---|
| 熱量 | 359 | kcal |
| 水分 | 6.5 | g |
| 粗蛋白 | 22.2 | g |
| 粗脂肪 | 1.4 | g |
| 醣類 | 65.1 | g |
| 膳食纖維 | 30.8 | g |
| 膽固醇 | - | mg |
| 維生素A | 416.7 | μgRE |
| 維生素E | 5.79 | mgα-TE |
| 維生素$B_1$ | 0.35 | mg |
| 維生素$B_2$ | 0.41 | mg |
| 菸鹼酸 | 8.38 | mg |
| 維生素$B_6$ | 0.71 | mg |
| 維生素$B_{12}$ | - | μg |
| 維生素C | 14.1 | mg |
| 鈉 | 6 | mg |
| 鉀 | 2068 | mg |
| 鈣 | 355 | mg |
| 鎂 | 172 | mg |
| 磷 | 275 | mg |
| 鐵 | 16.5 | mg |
| 鋅 | 1.5 | mg |

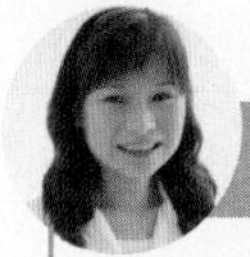

**小叮嚀**

綠茶容易刺激腸胃，有胃部疾病者建議空腹時不要飲用，否則會刺激胃酸分泌，造成胃潰瘍，建議應於餐後或餐與餐之間飲用。綠茶中有茶鹼，會影響鐵質的吸收，缺鐵性貧血的人飲用綠茶時，應於餐與餐之間飲用，另外，鞣酸會與藥物結合而沉澱，因此吃藥時不可配茶。

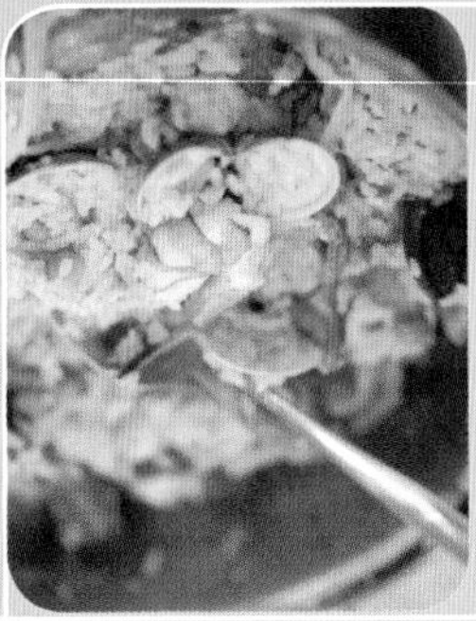
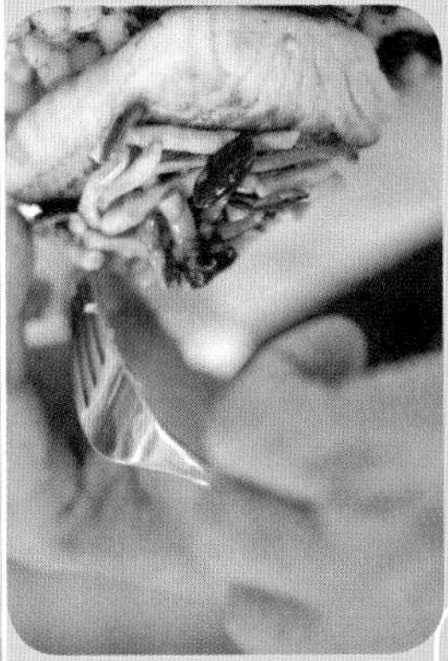
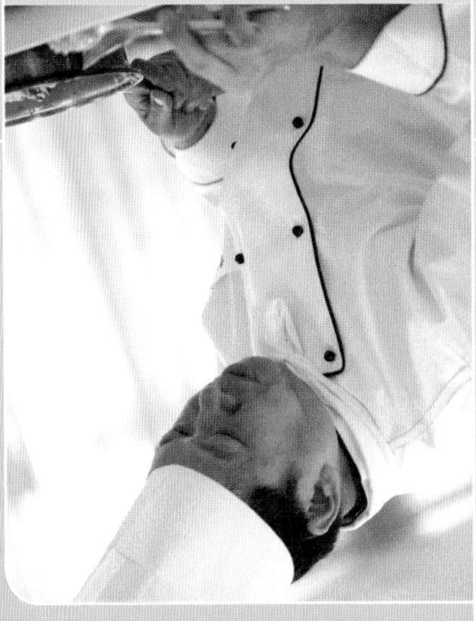

CH/04

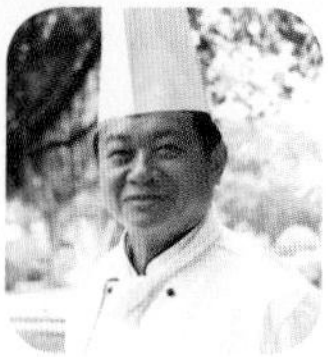

# 好好吃——防失智保健料理

前希爾頓飯店行政副主廚
曾 群 雄 撰／示範

## 前菜

### 鮮蔬優格沙拉（2人份）

**・材料**

| | | | |
|---|---|---|---|
| 白花椰菜 | 20克 | 紫色山藥 | 20克 |
| 綠花椰菜 | 20克 | 櫻桃蘿蔔 | 10克 |
| 甜豌豆 | 20克 | 黑橄欖 | 20克 |
| 紅甜椒 | 20克 | 小番茄 | 6顆 |

**・調味料**

| | | | |
|---|---|---|---|
| 原味優格 | 70克 | 蜂蜜 | 30克 |
| 芥茉醬 | 20克 | 檸檬汁 | 少許 |
| 胡椒鹽 | 少許 | 檸檬皮 | 少許 |

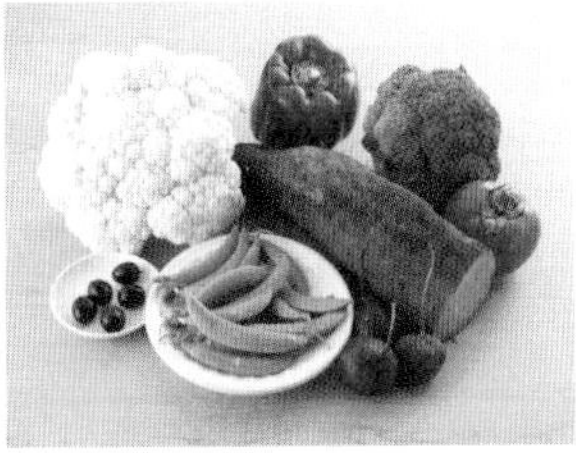

**・作法**

1 綠花椰菜、白花椰菜去梗、去除外皮，泡冷水約30分鐘；甜豌豆洗淨、去蒂；甜椒洗淨、切三角形；紫色山藥去皮、切三角形。以上蔬菜依序汆燙備用。
2 櫻桃胡蘿蔔洗淨、切片；小番茄洗淨，備用。
3 取一容器放入芥末醬、蜂蜜拌勻，再加入原味優格、檸檬汁，用胡椒鹽調味。
4 將各種鮮蔬盛盤，淋上〈作法3〉的醬汁，灑上黑橄欖、小番茄，並以檸檬皮增加香氣。
5 上桌時可附上醬汁，酌量使用。

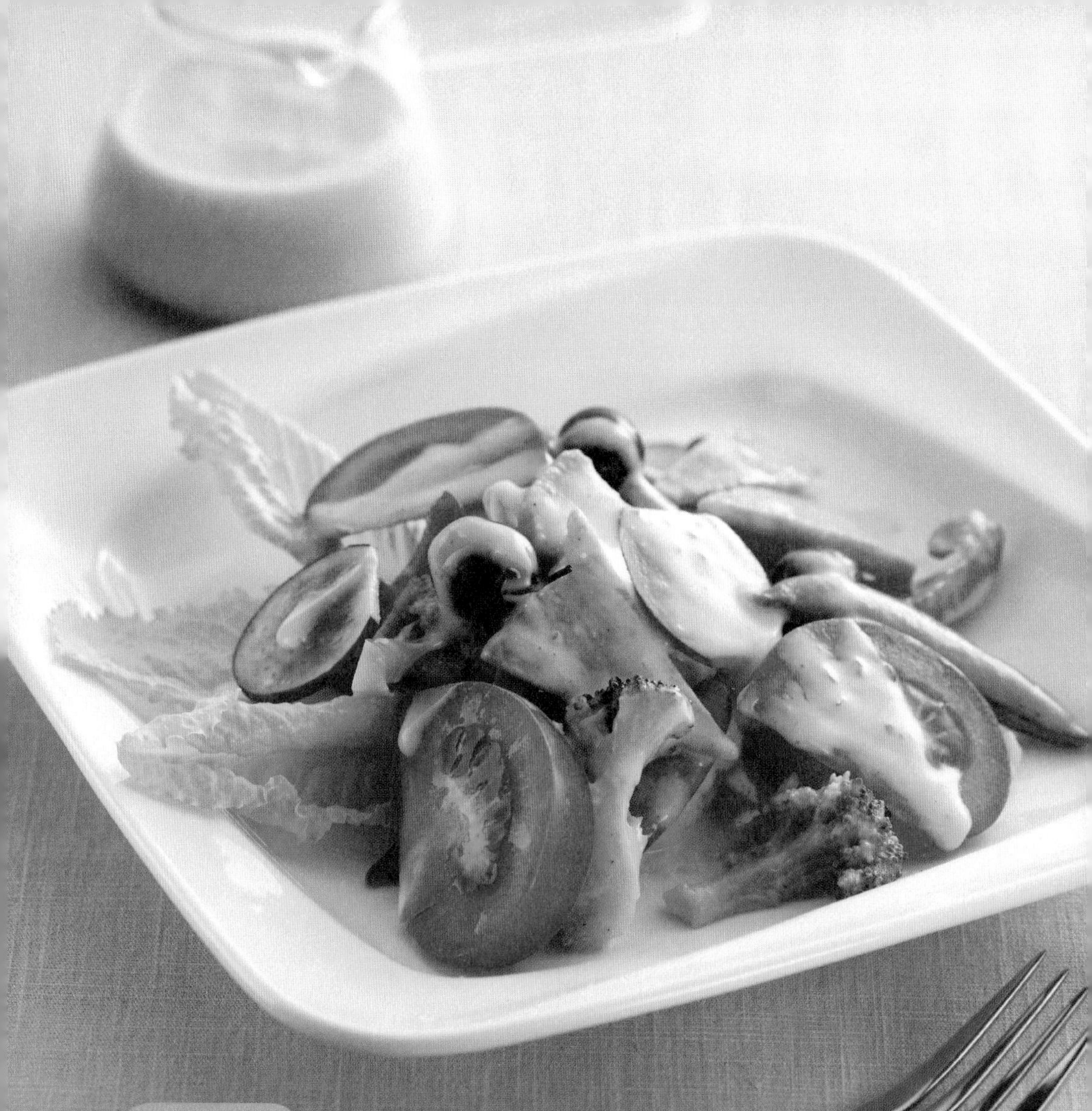

## 營養師的話

新鮮的六色蔬菜中，包含豐富的纖維及抗氧化物質，搭配上對腸道有益的優格醬汁，可清除腸內宿便及幫助膽固醇的排泄，達到體內環保的功能。紫色山藥是屬於澱粉較高的蔬菜，糖尿病患者應注意山藥分量的攝取，同時建議蜂蜜優格醬汁應減量攝取。

## 鮮果沙拉（2人份）

**・材料**

水蜜桃 40克
奇異果 40克
香蕉 40克
鳳梨 40克
蘿蔓生菜 40克
蘋果 50克
木瓜 40克
草莓 40克
新鮮薄荷葉 1片

**・調味料**

原味優格 130克
胡椒鹽 少許
檸檬汁 35克

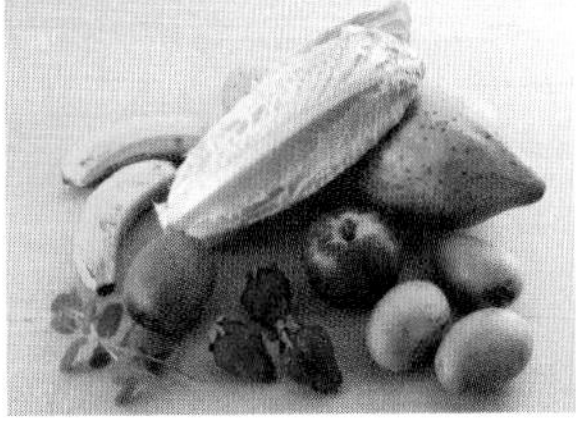

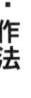

**・作法**

1 所有水果洗淨、切丁，蘿蔓生菜、薄荷葉洗淨備用。

2 將原味優格與檸檬汁混合，以胡椒鹽調味，再加入水果丁拌勻，再以蘿蔓生菜、薄荷葉裝飾，即可上桌。

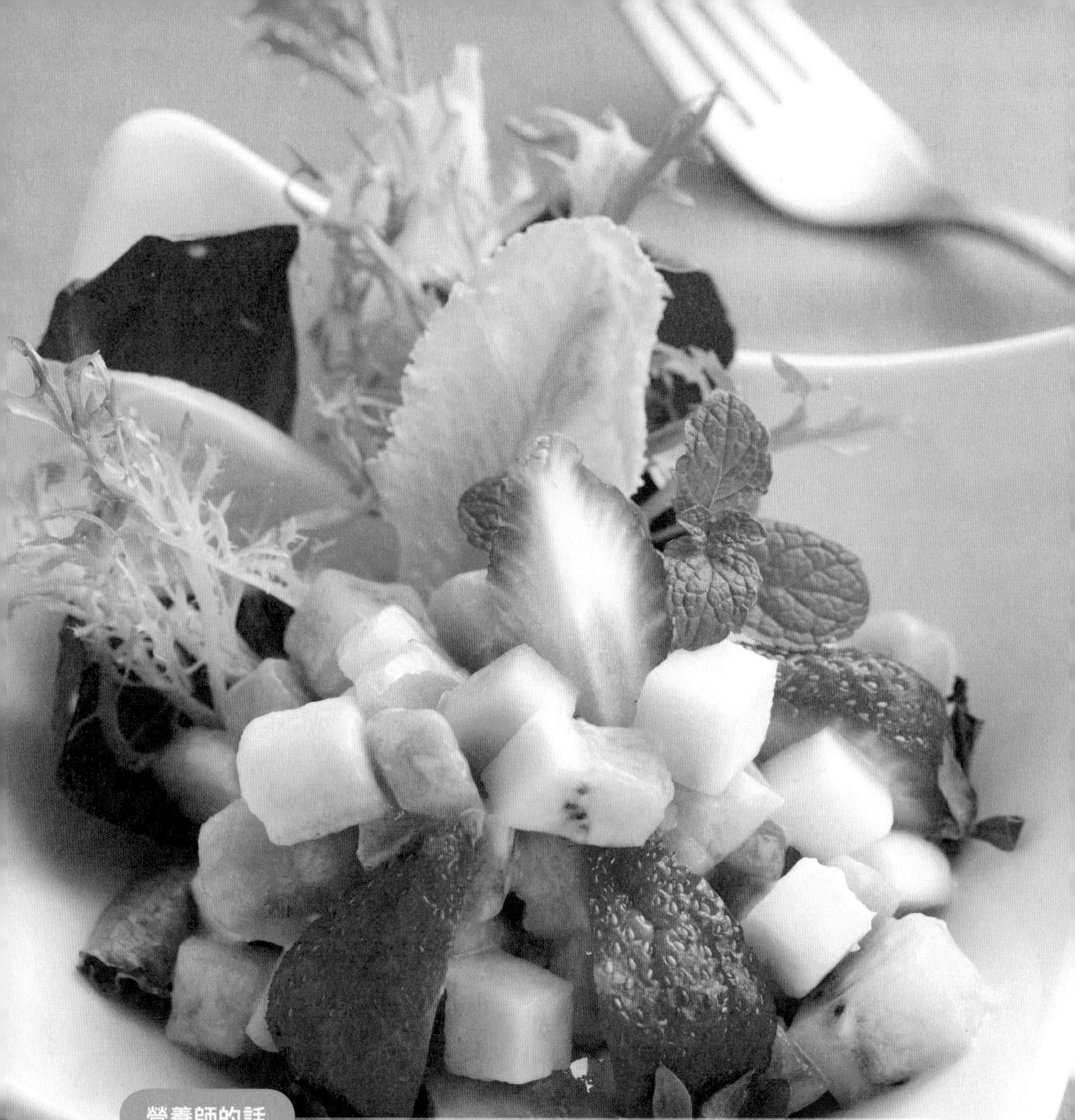

### 營養師的話

本道沙拉使用多種具有抗氧化作用的水果，色彩繽紛，尤其是沾醬不同於一般高油高熱量的沙拉醬，而是以優格和檸檬汁為主要調味，酸酸甜甜的特殊沙拉醬，不僅熱量低，而且維生素C及β-胡蘿蔔素含量相當豐富，只要常見的食材，簡易幾個步驟，就能輕鬆做出健康精緻的料理，您不妨試試。

# 大黃瓜優格沙拉（2人份）

**・材料**

大黃瓜 300克　蘋果 100克
核桃 50克　葡萄乾 40克
什蔬香鬆 少許　海帶芽 30克

**・調味料**

原味優格 100克　檸檬汁 3小匙
胡椒鹽 少許　鹽 少許

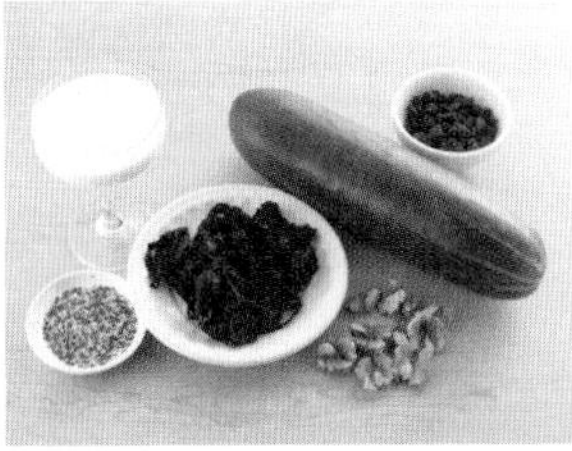

**・作法**

1 大黃瓜洗淨、去皮，對切去籽後，切成約0.3公分的薄片，用鹽醃15分鐘至出水，瀝乾備用。
2 蘋果洗淨、切片；核桃入烤箱烤至上色；海帶芽洗淨、切成0.5公分小段。
3 將醃製後的大黃瓜，加入蘋果、一半的葡萄乾，並與原味優格、檸檬汁拌勻。
4 盛盤後，放上海帶芽，再灑上核桃和另一半的葡萄乾及香鬆，增加口感與風味。

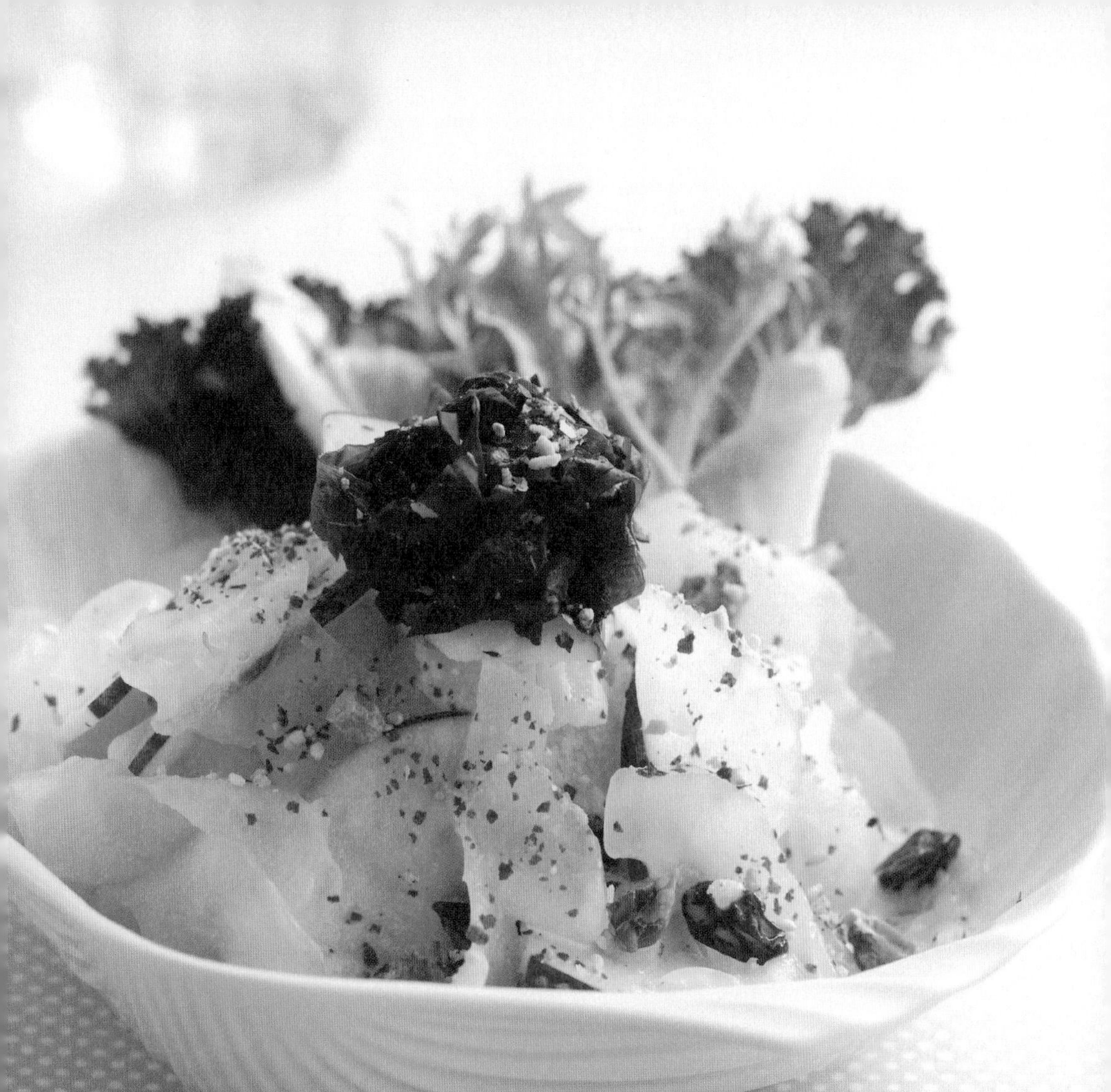

**營養師的話**

大黃瓜含有豐富的纖維及維生素C等抗氧化物；另外，優格中的益生菌與葡萄乾的菊糖（益生菌的食物）成分、蘋果中豐富的水溶性纖維，再加上核桃中豐富的必需脂肪酸（次亞麻油酸）等，都有降低血膽固醇的加乘效果，是道營養又健康的沙拉。但是，未烹煮的生鮮蔬菜，除了鉀離子較高之外，生菌數也較多，所以血鉀高以及免疫功能較差者，避免攝取。

## 開胃鮮蔬棒（2人份）

**・材料**

- 胡蘿蔔 40克
- 小黃瓜 50克
- 新鮮蘆筍 4支
- 黃甜椒 20克
- 黑橄欖 8個
- 西洋芹 40克
- 青蔥白 20克
- 紅甜椒 20克
- 番茄 4顆

**・調味料**

- 原味優格 120克
- 胡椒鹽 少許
- 藍莓醬 100克

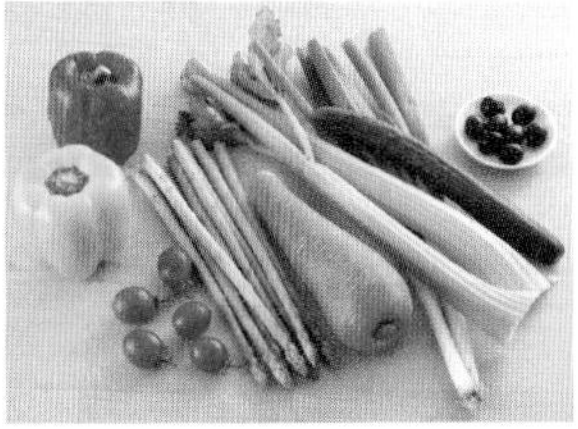

**・作法**

1. 所有蔬菜洗淨後，切成約0.8X10公分的條狀後，泡在冰開水中。
2. 將原味優格、藍莓醬調勻，以胡椒鹽調味。
3. 將泡過冰開水的各種鮮蔬瀝乾、盛裝進杯中，附上〈作法2〉的醬汁。
4. 以鮮蔬棒沾取醬汁食用。

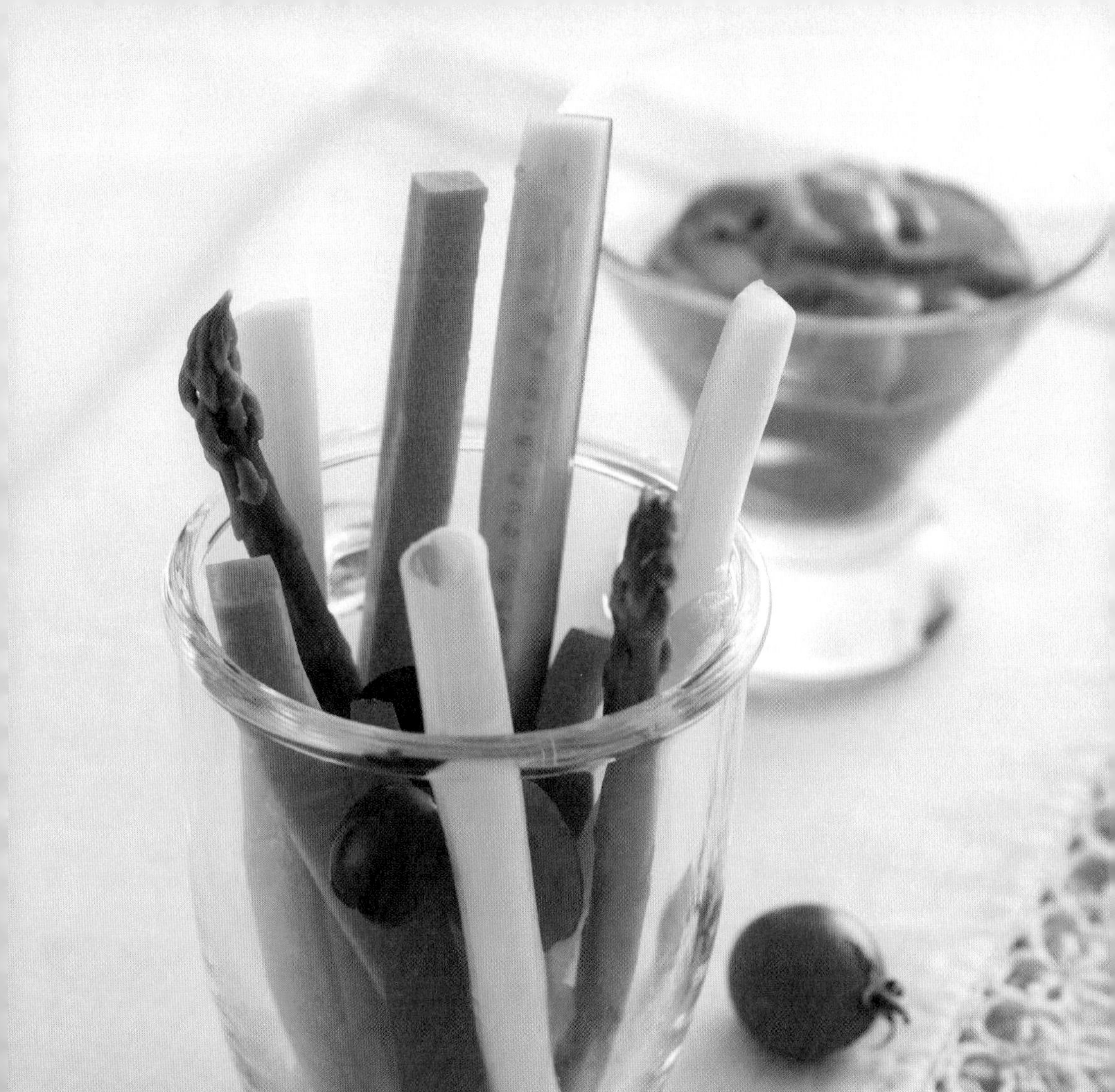

### 營養師的話

這道沙拉的沾醬非常特別，不同於一般高油高熱量的沙拉醬，而是以優格和藍莓為主要成分，調配出淡淡酸甜又爽口的藍梅優格醬。由於藍莓和甜椒是農藥容易殘留的蔬果，因此建議清洗時以流動的水多沖洗幾次，甜椒可先用軟刷將表面輕輕刷洗過，再將蒂頭摘除，以減少農藥的殘留。

## 雞肉水果沙拉（2人份）

**・材料**

| | | | |
|---|---|---|---|
| 雞胸肉 | 100克 | 西洋芹 | 30克 |
| 水蜜桃 | 30克 | 香蕉 | 20克 |
| 鳳梨 | 30克 | 蘋果 | 30克 |
| 草莓 | 40克 | | |

**・調味料**

| | | | |
|---|---|---|---|
| 原味優格 | 120克 | 檸檬汁 | 30克 |
| 胡椒鹽 | 少許 | | |

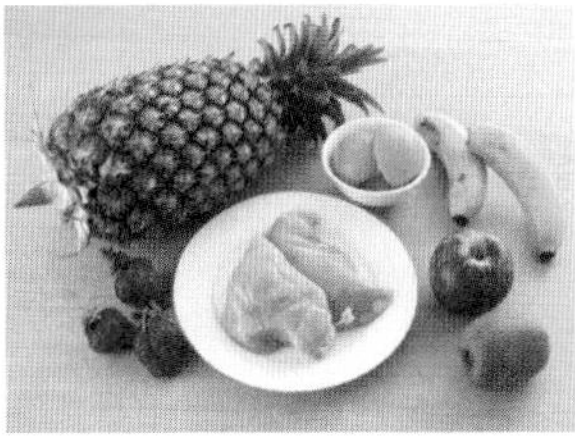

**・作法**

1 雞胸肉洗淨、以胡椒鹽略醃、煎熟後，切成1.5×1.5公分的小塊。
2 所有水果洗淨、去皮後，切小塊。
3 取一容器，加入原味優格、檸檬汁，再放入雞胸肉及水果拌勻，即可盛盤上桌。

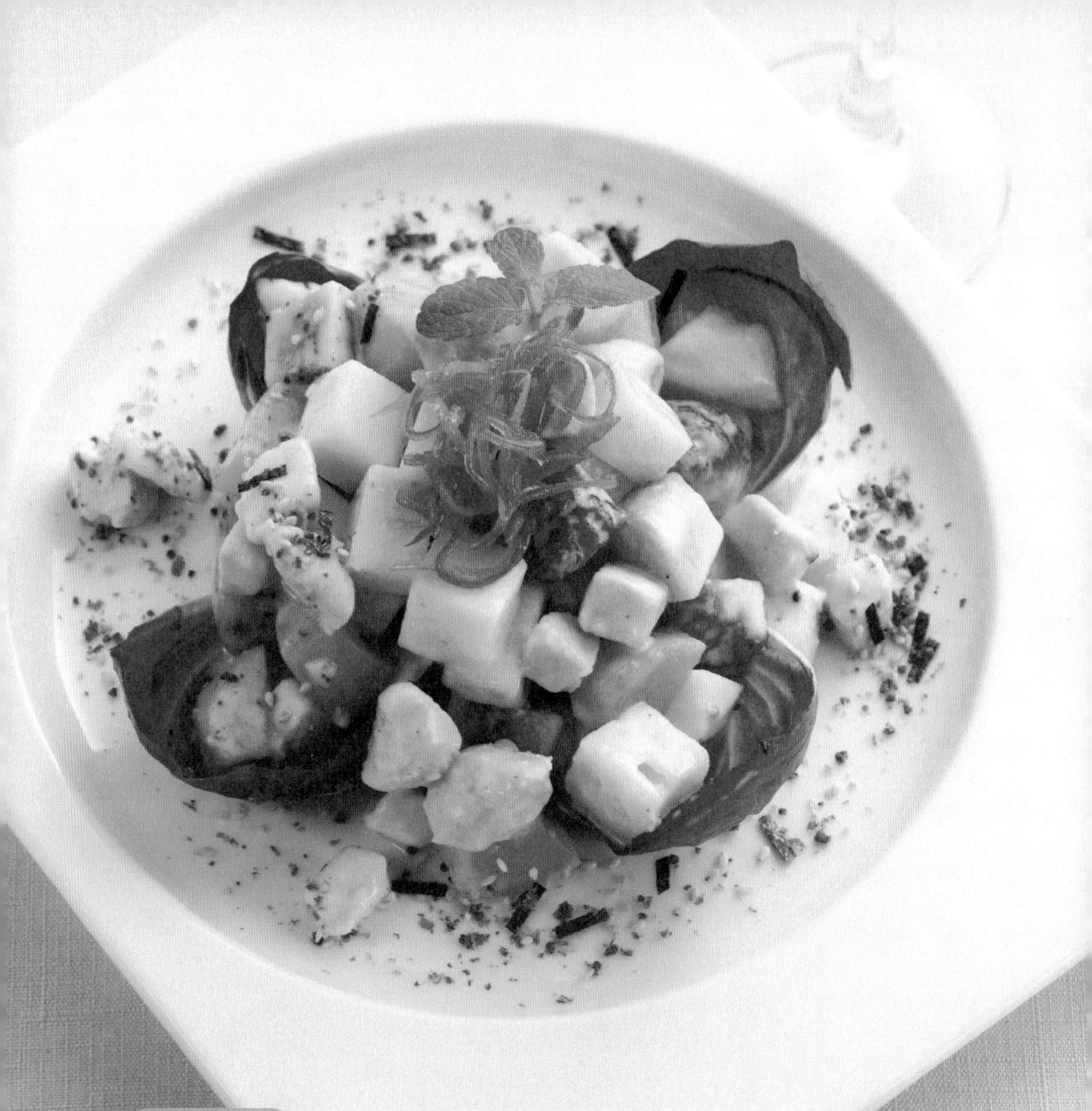

**營養師的話**

本道料理中使用大量的水果，含有豐富的維生素C及維生素A。維生素C容易因為加熱而流失，生食或低溫烹調可保留較多的營養素，而維生素A屬於脂溶性維生素，拌入橄欖油更可促進維生素A的吸收。此外，各種水果與檸檬汁等抗氧化能力很強，但因其中含有糖分，糖尿病患者應適量攝取。

## 小燕麥沙拉（2人份）

**・材料**

小燕麥片 60克　番茄 50克
小黃瓜 20克　蔥白 10克
新鮮薄荷 5克　核桃 30克
海苔香鬆 少許　巴西里 5克

**・調味料**

橄欖油 15克　檸檬汁 10克
胡椒鹽 少許

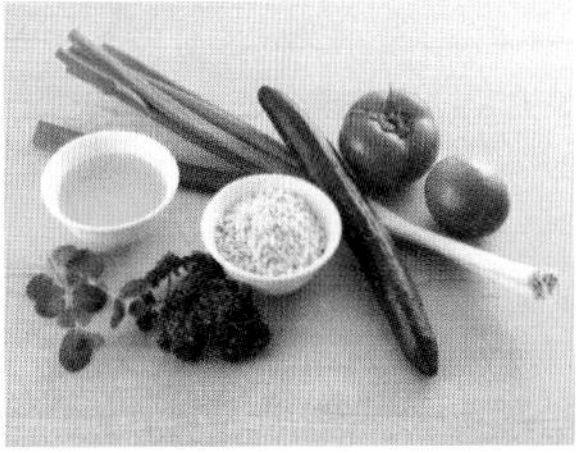

**・作法**

1. 將小燕麥片以沸水泡15分鐘，待軟化後，瀝乾備用；番茄、小黃瓜洗淨、切丁；巴西里、薄荷、蔥白洗淨、切末；核桃入烤箱烤至酥脆。
2. 將所有材料混合，以檸檬汁、橄欖油、胡椒鹽調味拌勻，放置冰箱冷藏1小時後，上桌食用，風味最佳。
3. 食用前灑上香鬆、核桃，以增加口感與風味。

**▲可依個人喜好，加入少許新鮮辣椒末。**

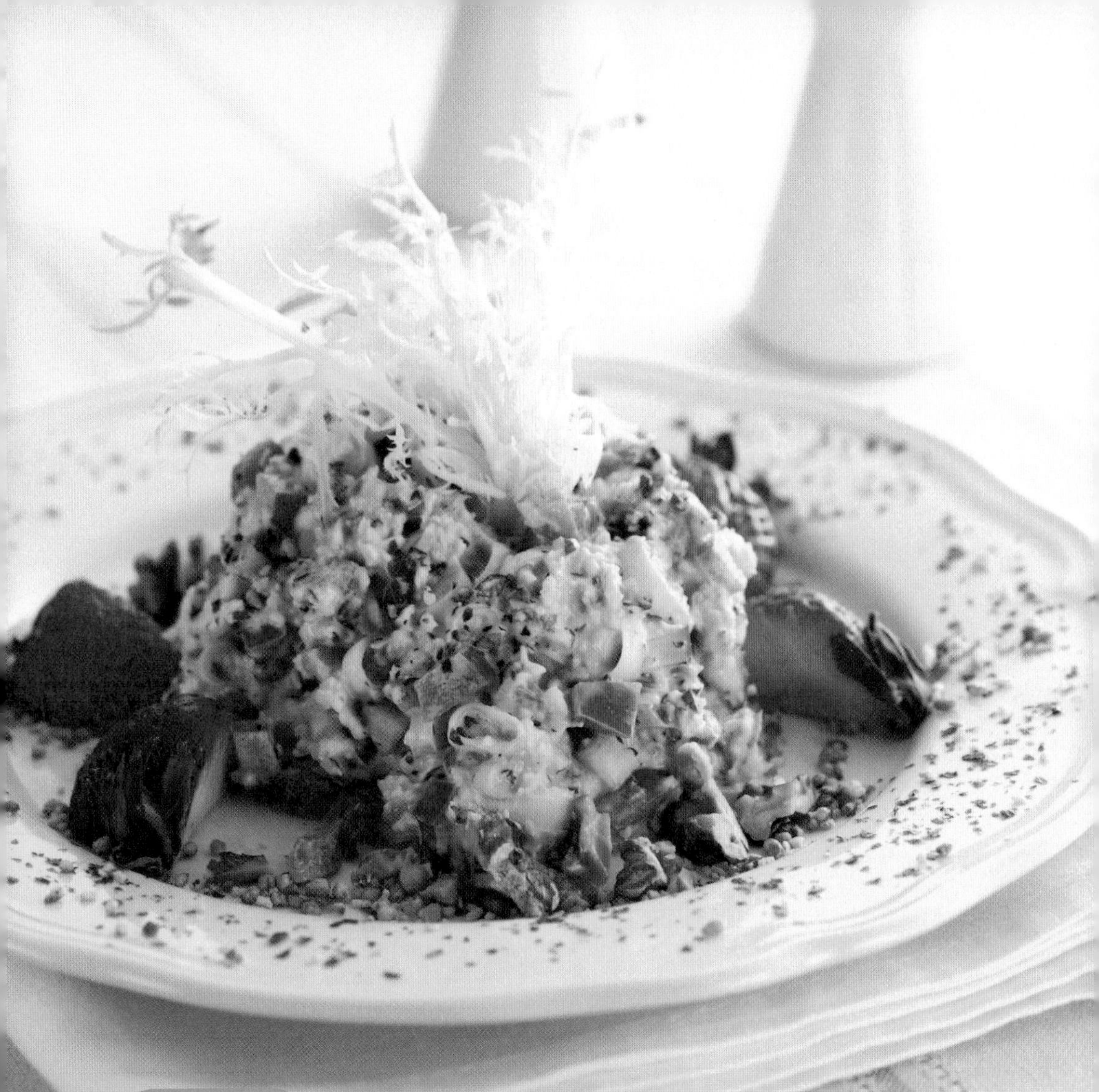

## 營養師的話

本道料理最大的特色在於將麥片運用在沙拉中。麥片具有降低膽固醇濃度，預防心血管疾病的作用。小燕麥片由於表面積小，較容易泡軟，超級市場及一般烘焙材料行都可以買到。此外，此道沙拉使用多種富含維生素C及抗氧化的蔬果，醬汁則是以橄欖油、檸檬汁及天然香草調味而成，是健康又低熱量的美味選擇。特別提醒糖尿病患者，麥片必須取代主食類食物，適量攝取，以維持血糖平衡。

## 義式乳酪洋菇（2人份）

**・材料**

綠橄欖 10個　莫札拉乳酪 80克

黑橄欖 10個　洋菇 16個

**・調味料**

橄欖油 10克　月桂葉 3片

白酒醋 30克　迷迭香 少許

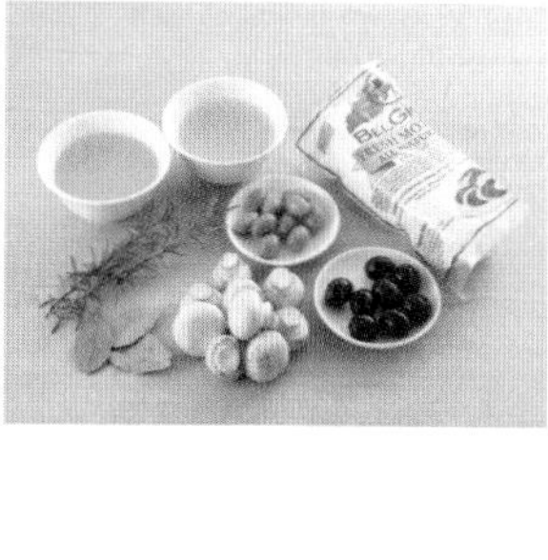

**・作法**

1 洋菇洗淨、瀝乾；莫札拉乳酪切塊，備用。

2 熱鍋加橄欖油，放入洋菇、月桂葉、迷迭香拌炒至水分收乾，起鍋放涼。

3 取一容器，放入洋菇、綠橄欖、黑橄欖、莫札拉乳酪、橄欖油、白酒醋、胡椒鹽拌勻後，醃漬8小時，即可食用。

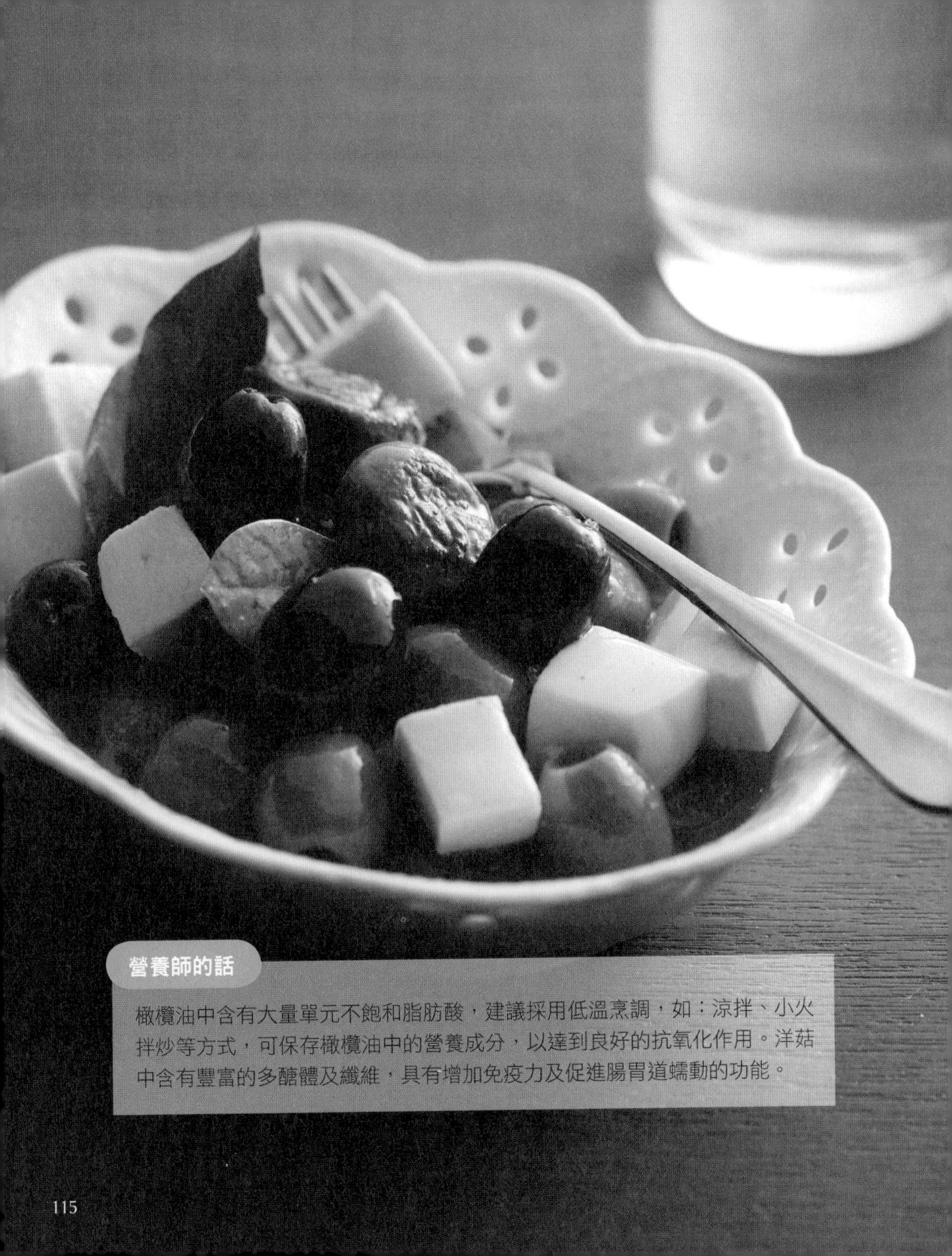

**營養師的話**

橄欖油中含有大量單元不飽和脂肪酸，建議採用低溫烹調，如：涼拌、小火拌炒等方式，可保存橄欖油中的營養成分，以達到良好的抗氧化作用。洋菇中含有豐富的多醣體及纖維，具有增加免疫力及促進腸胃道蠕動的功能。

## 烤番茄盅（6人份）

**・材料**

| | | | | | |
|---|---|---|---|---|---|
| 蝦仁 | 12隻 | 中型番茄 | 6個 | 低脂起士片 | 3片 |
| 蟹肉 | 12隻 | 洋蔥 | 70克 | 麵包粉 | 12克 |
| 鮪魚 | 120克 | 大蒜 | 20克 | 巴西里 | 6克 |

**・調味料**

| | |
|---|---|
| 橄欖油 | 15克 |
| 胡椒鹽 | 少許 |
| 白酒 | 30克 |
| 奧利岡 | 1小匙 |

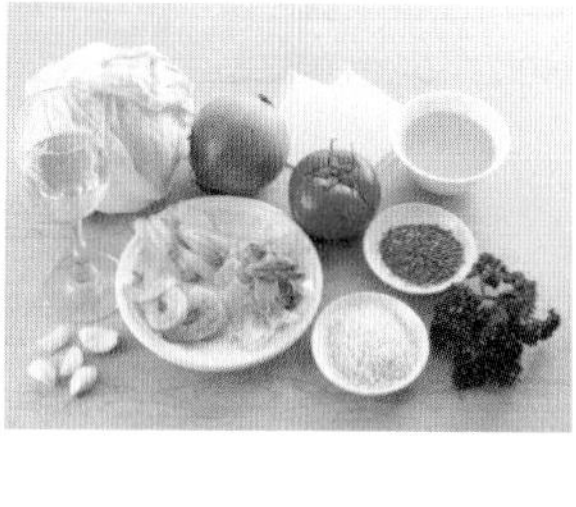

**・作法**

1 番茄洗淨後，在尾部1/3處切開，並取出番茄果肉；挖出的番茄果肉切小丁；所有海鮮洗淨、切小丁；洋蔥、大蒜、巴西里切碎。

2 取一平底鍋，加入橄欖油，熱鍋後，爆香洋蔥、大蒜，再加入番茄果肉稍微拌炒後，放入海鮮，翻炒至海鮮約七、八分熟，加入白酒、奧利岡、胡椒鹽，起鍋前加入麵包粉拌勻，即為內餡。

3 番茄盅填入內餡，表面淋上少許橄欖油後，進烤箱，以200℃烤約15分鐘，至番茄熟軟。取出，鋪上低脂起士片，再入烤箱烤約7分鐘至起士片上色即可。

4 盛盤時可灑上巴西里，增加色彩與風味。

**▲此道烤番茄盅冷熱食用皆可；製作番茄盅時可將蒂頭修平，可使番茄盅放置更平穩。**

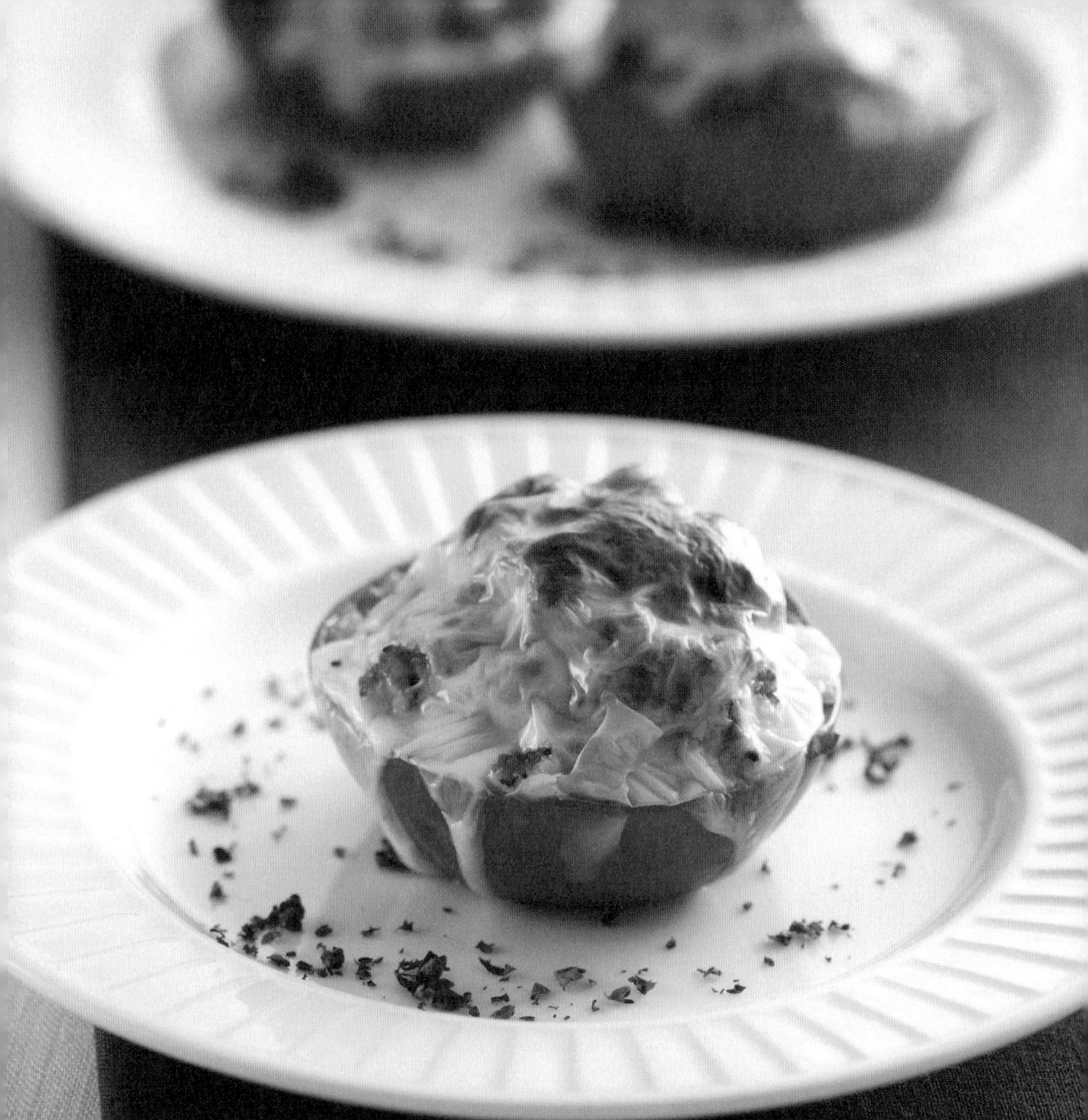

**營養師的話**

番茄含有豐富的茄紅素，必須經過烹煮讓茄紅素釋放出來，對人體的吸收效果較好。而蝦仁、蟹肉等均屬於低脂肉類，另外，鮪魚含有ω-3多元不飽和脂肪酸，有助於保護心血管，是道營養價值很高的料理。

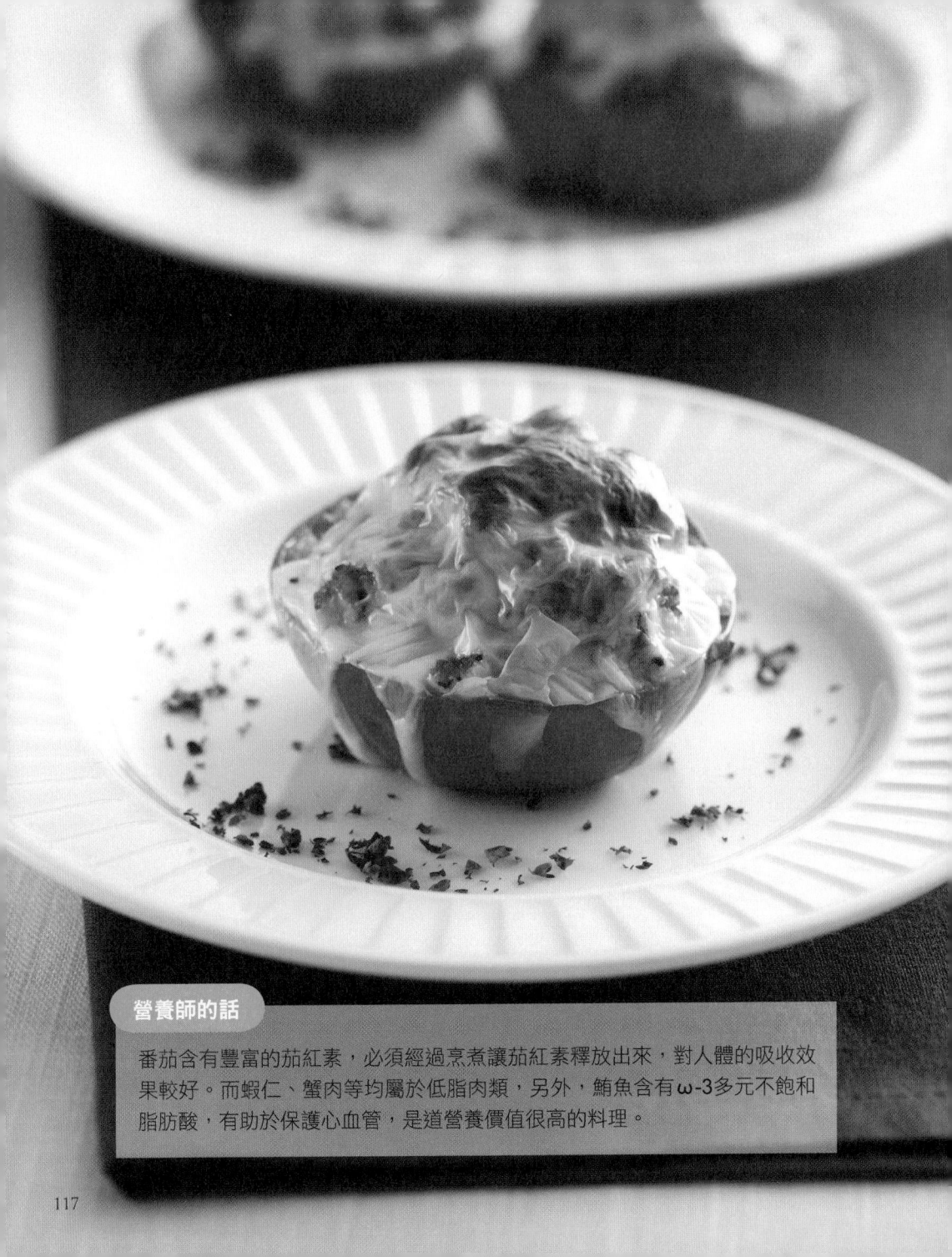

## 希臘式烤蔬菜（4人份）

**・材料**

茄子 160克　大蒜 15克　青豆仁 80克
洋蔥 100克　番薯 400克　低脂起士片 8片
番茄 160克　小黃瓜 80克　巴西里 1大匙

**・調味料**

橄欖油 30克
胡椒鹽 少許
奧利岡 1小匙
濃縮番茄 100克
番茄糊 30克

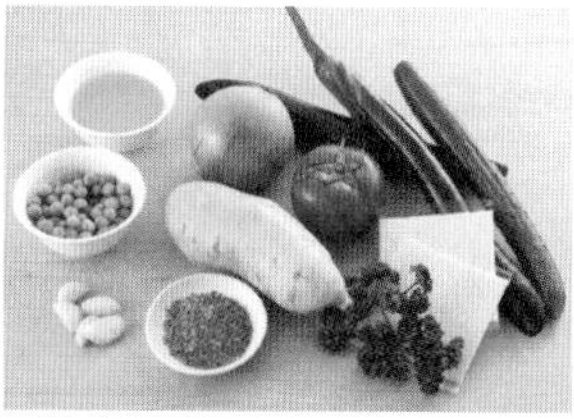

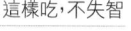

**・作法**

1 茄子、小黃瓜、番茄洗淨、切塊；洋蔥切絲；大蒜、巴西里切碎；番薯去皮、切片；青豆仁洗淨瀝乾；低脂起士片切條。

2 起一熱鍋，爆香洋蔥、大蒜，加入茄子、小黃瓜、番茄、奧利岡拌炒，再倒入番茄糊炒香，接著加入濃縮番茄炒勻，以胡椒鹽調味，加蓋，轉小火燜10分鐘後，拌入青豆仁與巴西里。

3 另起一熱鍋，將番薯片煎至七、八分熟。

4 取一焗烤碗，鋪上番薯片，再將〈作法2〉炒好的蔬菜鋪在上面，再鋪上一層番薯片，接著鋪上蔬菜，最後放上起士條，入烤箱以180℃烤至起士片上色即可。

**▲此道料理冷食也別有風味。**

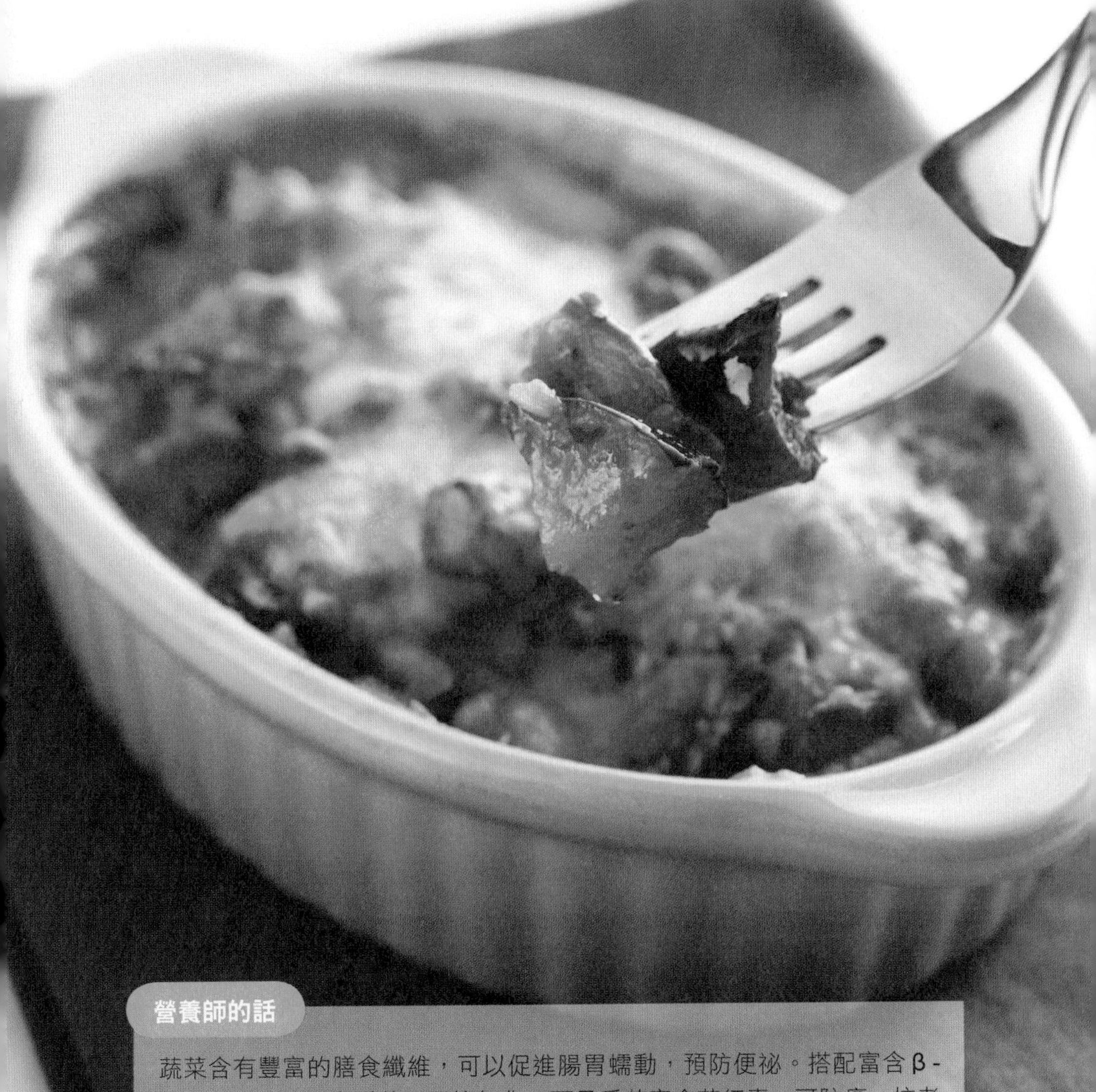

**營養師的話**

蔬菜含有豐富的膳食纖維，可以促進腸胃蠕動，預防便祕。搭配富含β-胡蘿蔔素的地瓜和番茄，可抗氧化，而且番茄富含茄紅素，可防癌、抗老化。此外，青豆仁含有豐富的水溶性纖維，可以降低膽固醇。但是要特別留意的是，地瓜醣類含量高，糖尿病患者應替代當餐的主食類，以免飯後血糖偏高。

## 開胃洋菇（6人份）

**・材料**

小洋菇 600克
珍珠洋蔥 200克
大蒜 200克
新鮮迷迭香 2支

**・調味料**

橄欖油 少許
月桂葉 3片
白酒醋 120克

**・作法**

1 小洋菇、大蒜、珍珠洋蔥洗淨、瀝乾。
2 取鍋以橄欖油炒香大蒜、珍珠洋蔥、月桂葉及迷迭香，再放入洋菇，炒至收汁，再加入白酒醋煮滾，立即熄火，起鍋。
3 冷卻後，放入冰箱冷藏醃泡1天後食用，風味最佳。

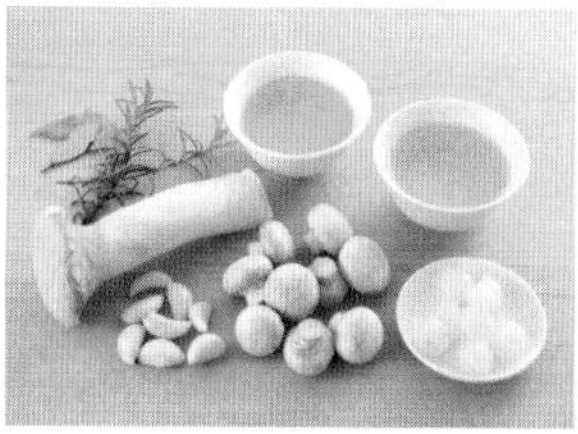

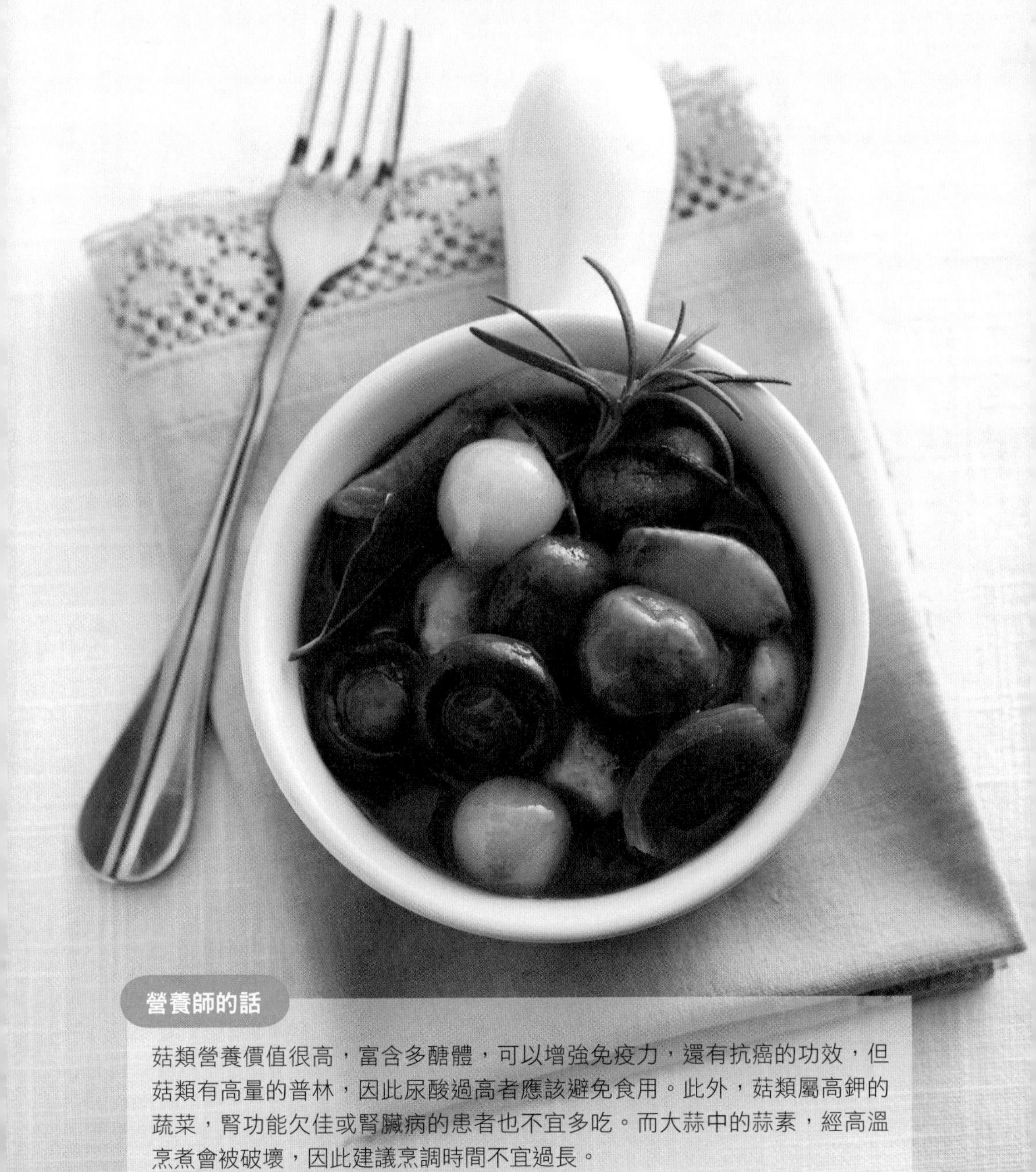

## 營養師的話

菇類營養價值很高，富含多醣體，可以增強免疫力，還有抗癌的功效，但菇類有高量的普林，因此尿酸過高者應該避免食用。此外，菇類屬高鉀的蔬菜，腎功能欠佳或腎臟病的患者也不宜多吃。而大蒜中的蒜素，經高溫烹煮會被破壞，因此建議烹調時間不宜過長。

## 義式醃彩椒（2人份）

**・材料**

紅甜椒 1個
黃甜椒 1個
青椒 1個
洋蔥 1個
大蒜 30克
黑橄欖 6顆
新鮮迷迭香 2支

**・調味料**

橄欖油 6克
月桂葉 3片
鹽 少許
義大利醋 少許
黑胡椒粒 10顆

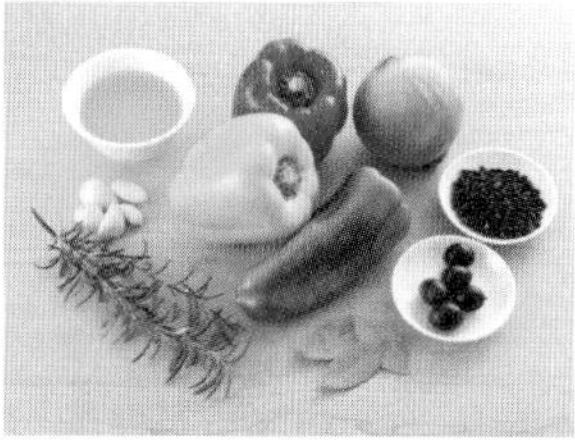

**・作法**

1 紅甜椒、黃甜椒、青椒、洋蔥洗淨、切菱形大片；大蒜洗淨、去膜。

2 將切好的蔬菜與1/2的橄欖油、鹽拌勻，入鍋煎至有點焦香味後，加入迷迭香、月桂葉稍微拌炒，起鍋前加入黑橄欖、義大利醋與黑胡椒粒。

3 放涼後，入冰箱冷藏醃漬1天後，即可食用。

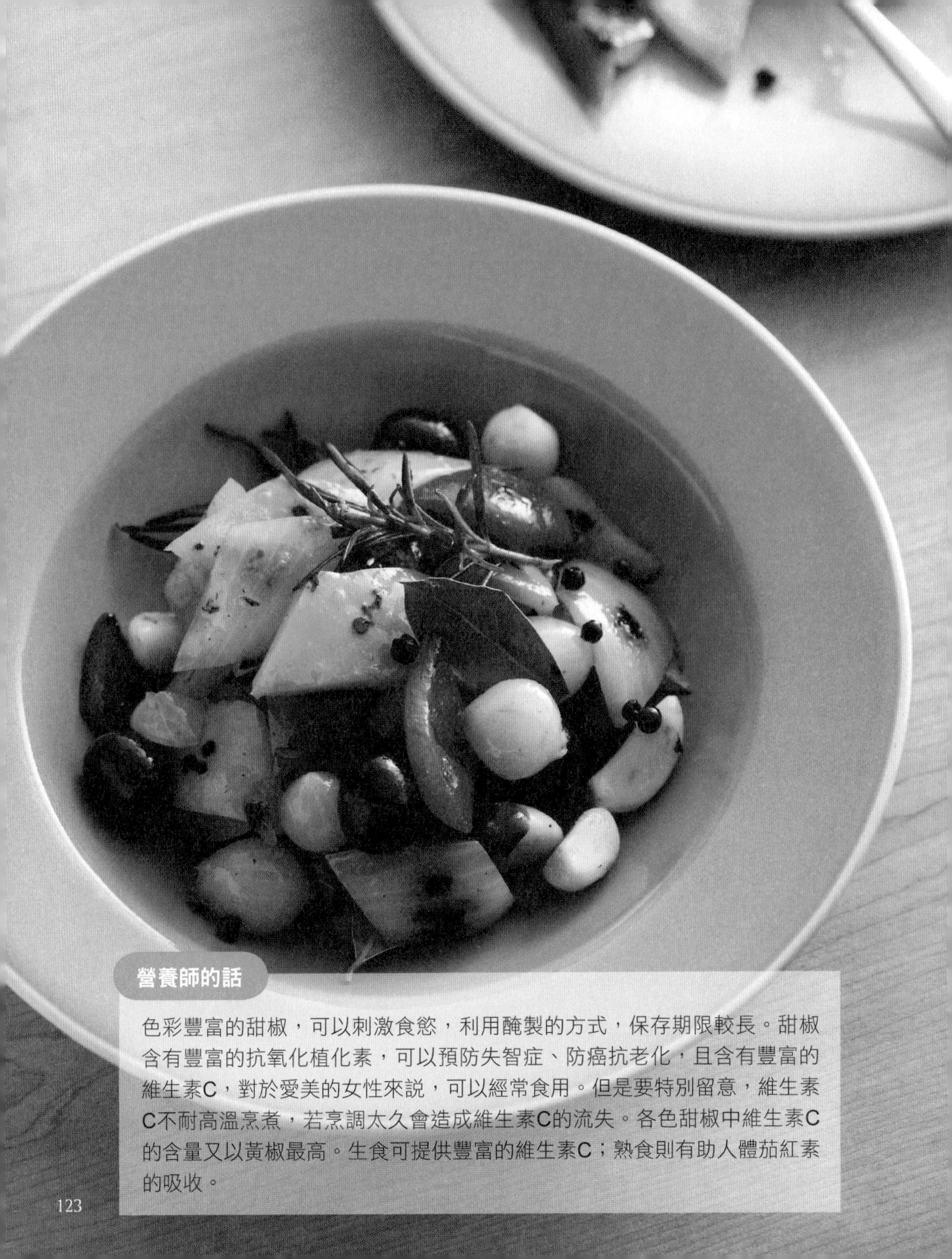

**營養師的話**

色彩豐富的甜椒，可以刺激食慾，利用醃製的方式，保存期限較長。甜椒含有豐富的抗氧化植化素，可以預防失智症、防癌抗老化，且含有豐富的維生素C，對於愛美的女性來說，可以經常食用。但是要特別留意，維生素C不耐高溫烹煮，若烹調太久會造成維生素C的流失。各色甜椒中維生素C的含量又以黃椒最高。生食可提供豐富的維生素C；熟食則有助人體茄紅素的吸收。

## 歐式泡菜（6人份）

**・材料A**

胡蘿蔔 100克
西洋芹 80克
白花椰菜 100克
珍珠洋蔥 70克
小黃瓜 100克
白蘿蔔 80克
紅蔥頭 70克

**・材料B**

糖 100克
水 500克
月桂葉 4片
新鮮小茴香 30克
白酒醋 150克
黑胡椒粒 5克
薑黃粉 1/2小匙

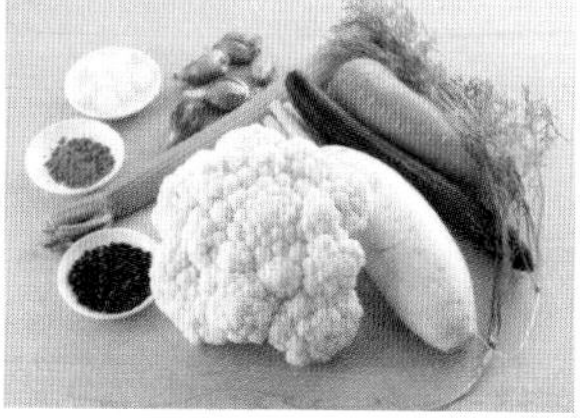

**・作法**

1 胡蘿蔔、小黃瓜、西洋芹、白蘿蔔洗淨後切成1×3公分條狀；白花椰菜洗淨、採小朵；紅蔥頭、珍珠洋蔥洗淨、去膜。

2 將〈材料B〉的糖下鍋略炒焦，再加入〈材料B〉的其他材料，煮滾後熄火放涼。

3 取一容器放入各種蔬菜，淋上〈作法2〉的湯汁拌勻，湯汁要蓋過所有蔬菜，放冰箱冷藏醃漬3天後食用。

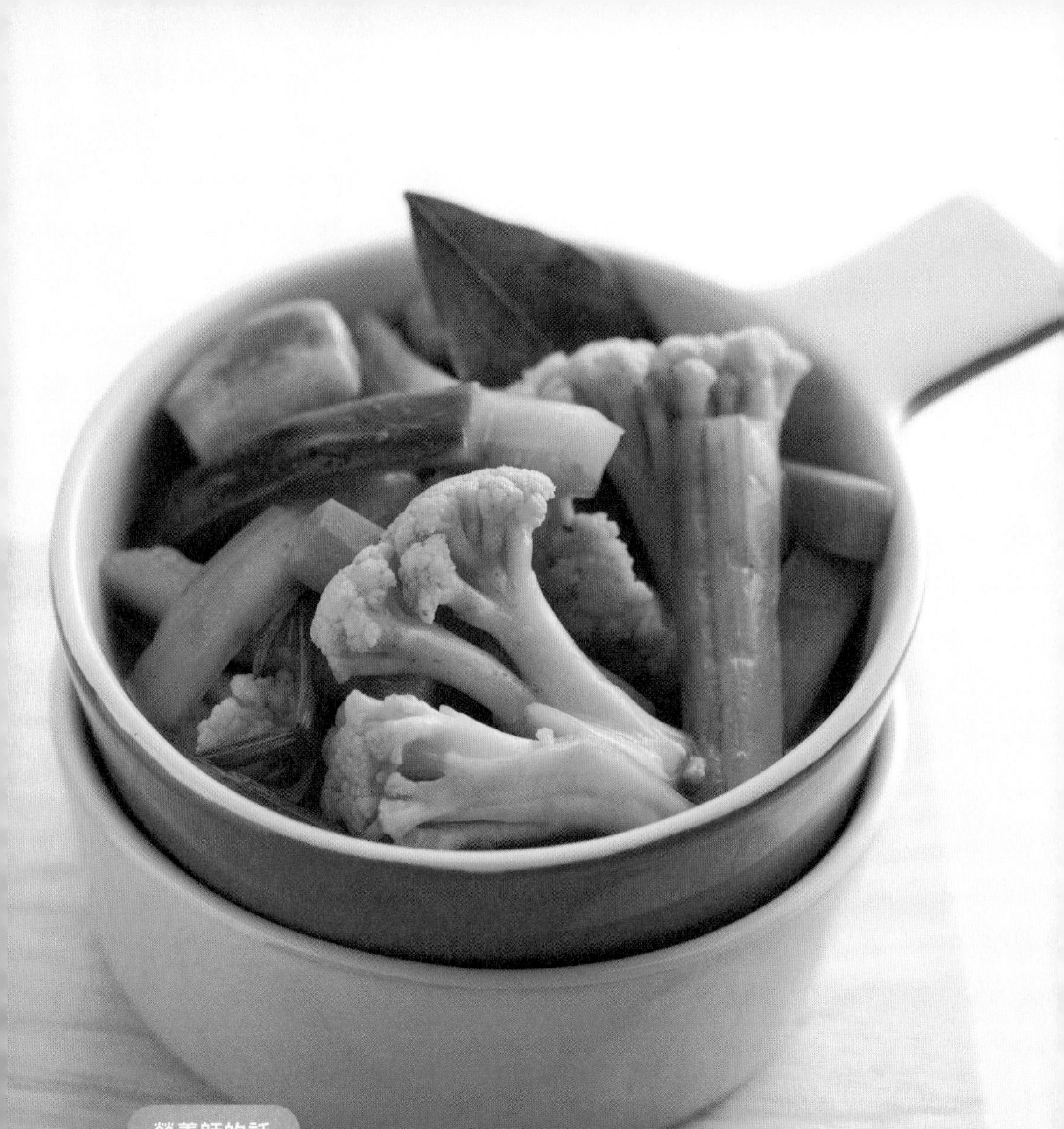

**營養師的話**

歐式泡菜有別於台式泡菜，加入了薑黃粉和香料，薑黃粉含有薑黃素，可以預防失智症，但性屬燥熱，若是火氣大，容易口乾舌燥或便祕者，要酌量使用。此外，薑黃具有促進子宮收縮的作用，孕婦應該避免食用。而醃製泡菜時使用大量的糖，因此糖尿病患者也要適量食用，以免餐後血糖偏高。

## 醬烤茄泥（6人份）

**・材料**

茄子 600克
巴西里 少許

**・調味料**

橄欖油 45克
白芝麻醬 70克
檸檬汁 45克
胡椒鹽 少許

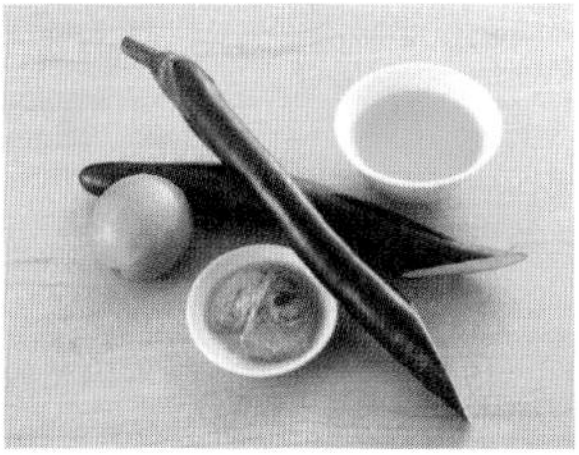

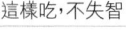

**・作法**

1 茄子洗淨後與橄欖油、胡椒鹽拌勻，放入烤箱，以180℃烤約20分鐘至茄子熟軟。
2 取出茄子放涼後，加入一半的檸檬汁，用果汁機打成泥。
3 巴西里切碎。
4 取一容器，將芝麻醬用另一半檸檬汁調勻，再加入茄子泥、橄欖油、巴西里拌勻後，以胡椒鹽調味。

**▲可塗抹在麵包上或以口袋麵包夾茄子醬來食用。**

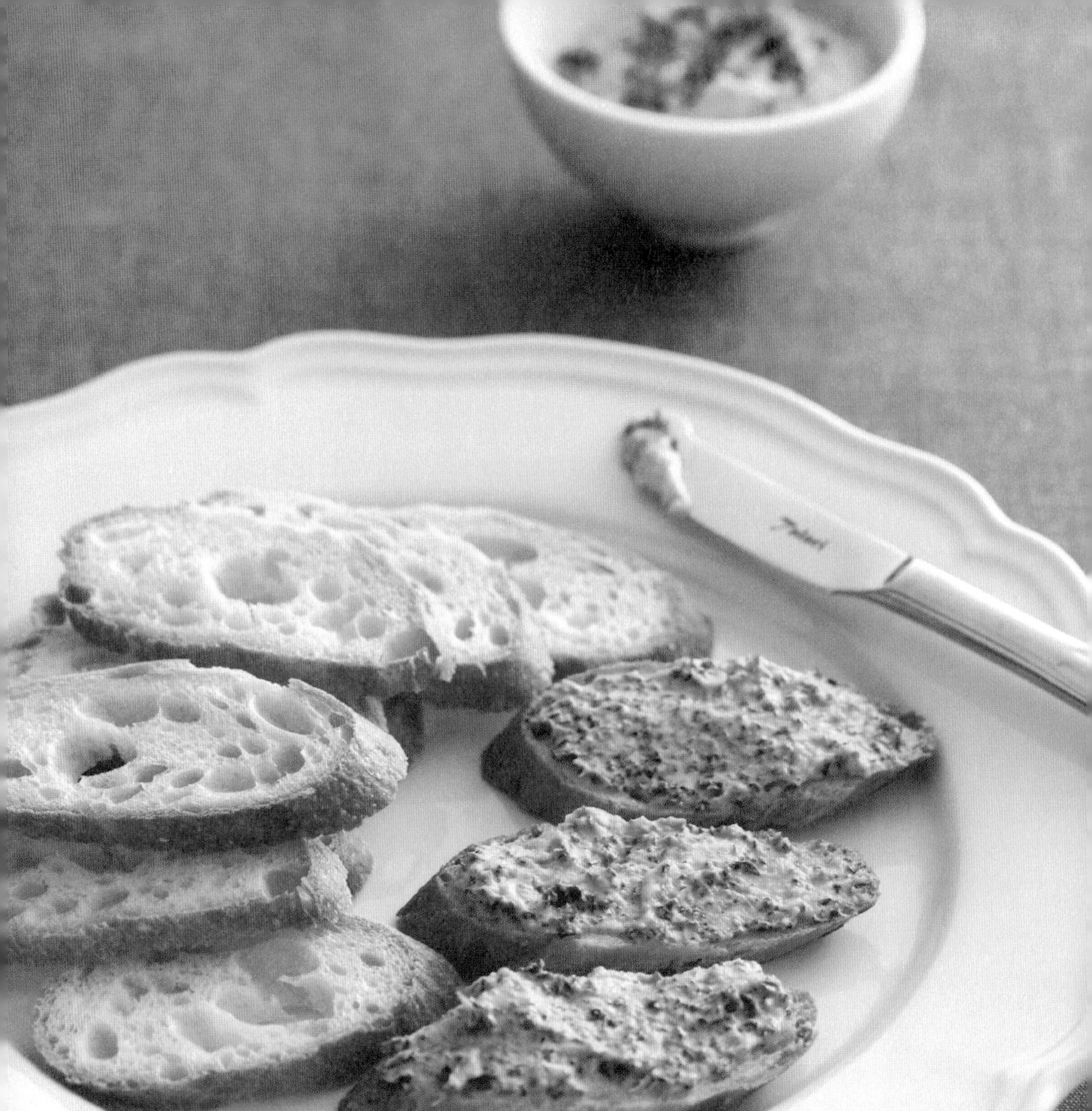

營養師的話

茄子含有豐富的膳食纖維，且組織較為柔軟，很適合銀髮族或咀嚼能力較差者食用，若能保留外皮一起食用，可以獲得更多的營養。白芝麻含有豐富的維生素B群、維生素E與鎂、鉀、鋅等多種礦物質，且具有抗凝血和預防壞的膽固醇氧化的功效，能有效預防動脈硬化和失智症。此道料理熱量稍高，請適量食用。

湯品

## 薏仁羊肉湯（6人份）

**・材料**

小薏仁 30克　羊肉 200克
洋蔥 40克　西洋芹 30克
胡蘿蔔 30克　高麗菜 30克
馬鈴薯 40克　青蒜苗 10克
培根 25克　巴西里 少許

**・調味料**

鹽 少許　雞高湯 2升
百里香 少許　黑胡椒粒 少許
月桂葉 3片

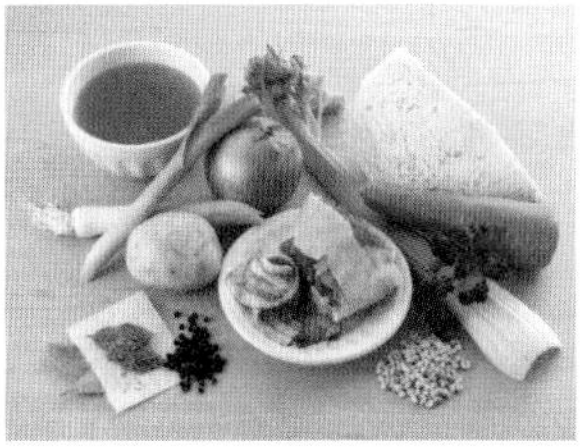

**・作法**

1 小薏仁洗淨後泡熱水備用；胡蘿蔔、馬鈴薯洗淨、去皮、切丁；洋蔥、西洋芹、高麗菜、青蒜苗洗淨、切丁；培根切丁；月桂葉、百里香、黑胡椒粒以紗布袋裝袋；巴西里切碎。

2 羊肉汆燙後，取出洗淨、切丁。

3 取一湯鍋，放入高湯、薏仁煮滾後，轉小火。

4 另取一鍋，將培根炒香，加入所有的蔬菜丁，拌炒至散發出香味，加入湯鍋中，再置入香料袋與薏仁、羊肉繼續以小火燉煮約40分鐘。

5 上桌前，可灑上巴西里，增加香氣。

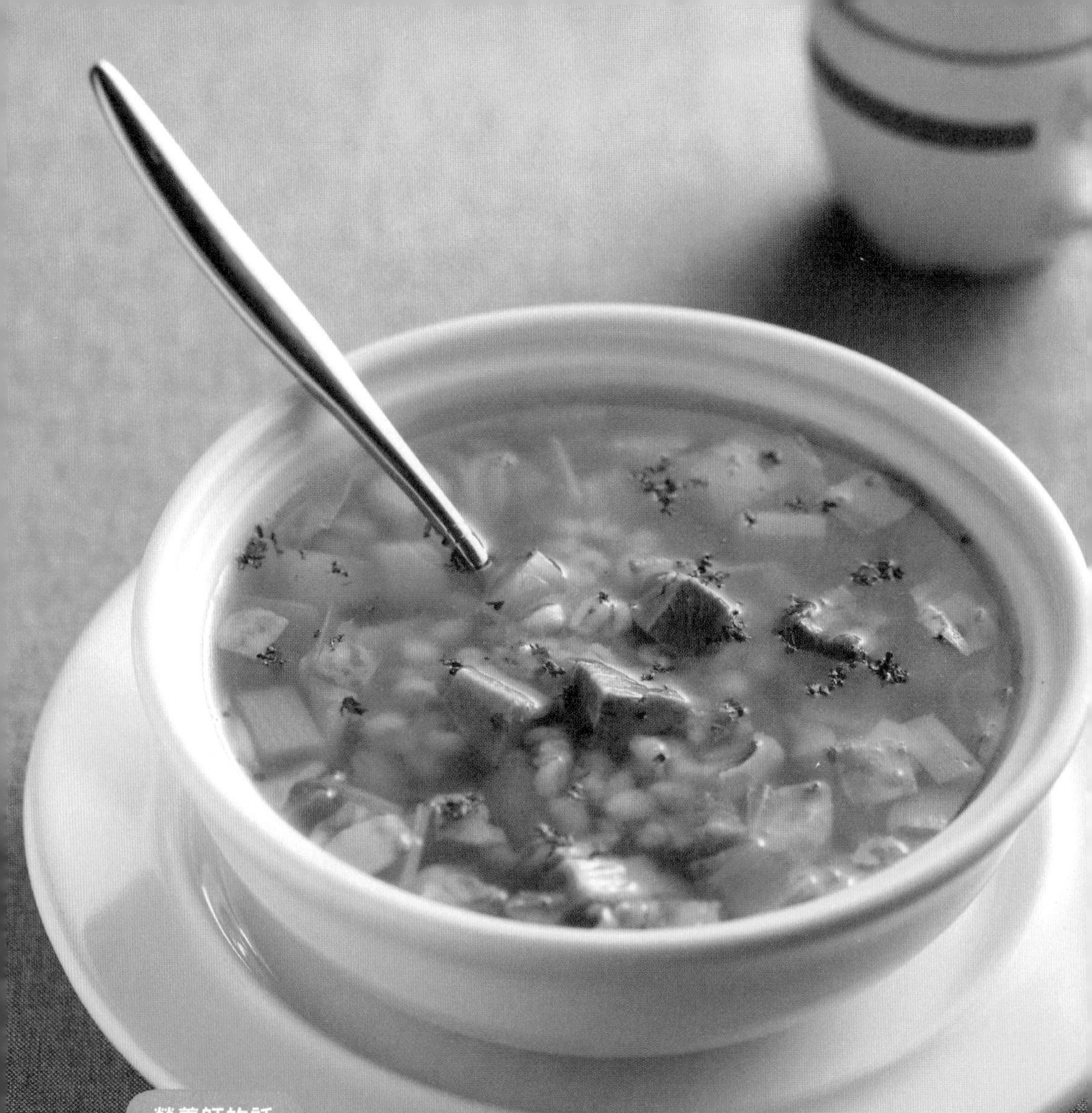

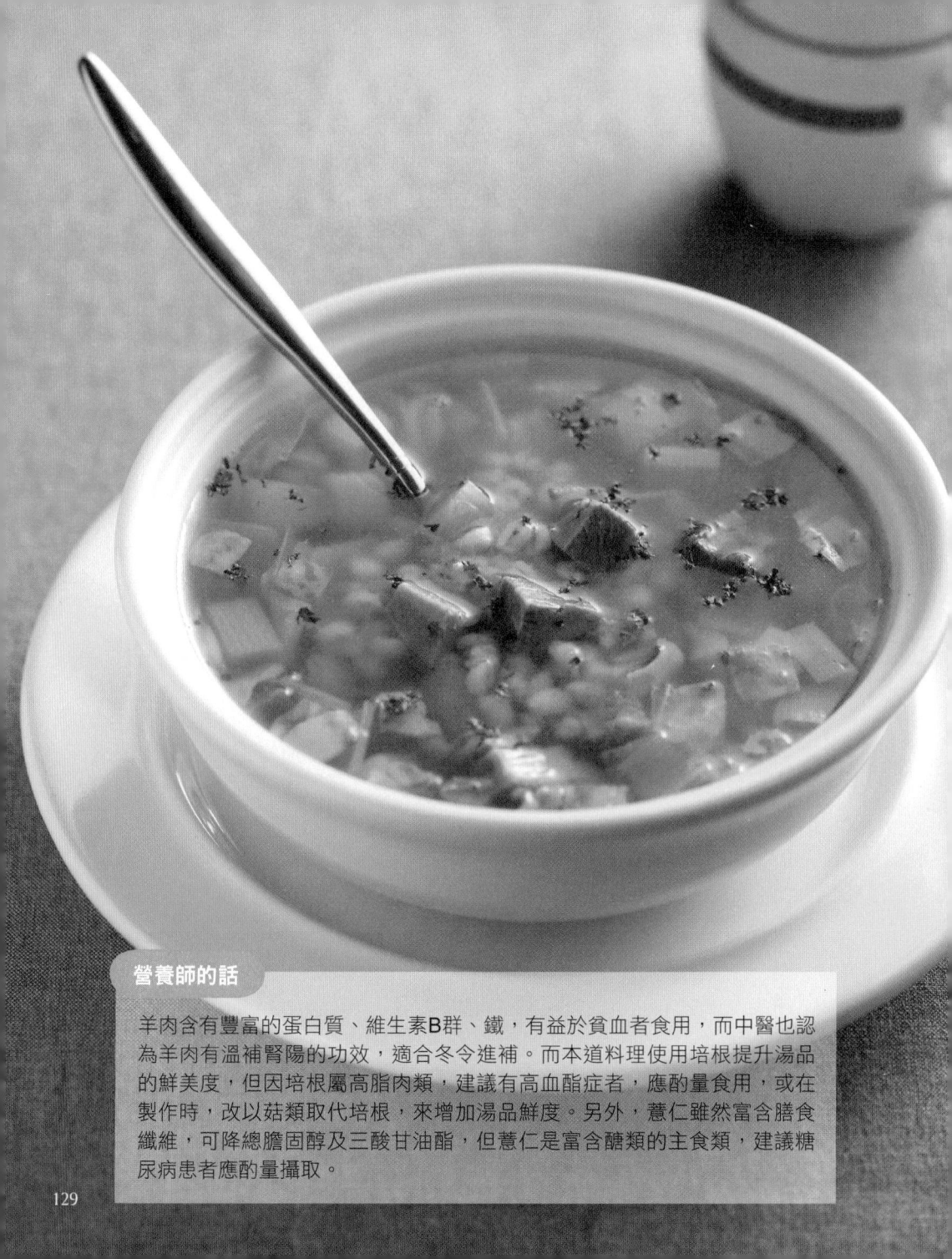

**營養師的話**

羊肉含有豐富的蛋白質、維生素B群、鐵，有益於貧血者食用，而中醫也認為羊肉有溫補腎陽的功效，適合冬令進補。而本道料理使用培根提升湯品的鮮美度，但因培根屬高脂肉類，建議有高血脂症者，應酌量食用，或在製作時，改以菇類取代培根，來增加湯品鮮度。另外，薏仁雖然富含膳食纖維，可降總膽固醇及三酸甘油酯，但薏仁是富含醣類的主食類，建議糖尿病患者應酌量攝取。

## 養生蔬菜湯（6人份）

**・材料**

大蒜 10克　白果 80克　高麗菜 30克
洋蔥 50克　木耳 30克　青蒜苗 20克
洋菇 30克　白山藥 40克　胡蘿蔔 40克
番茄 30克　西洋芹 30克

**・調味料**

橄欖油 20克
胡椒鹽 少許
雞高湯 2升
香油 少許

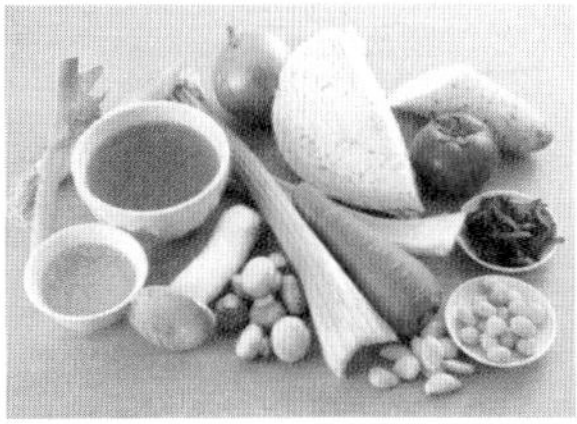

**・作法**

1 所有材料洗淨、切小塊；白山藥洗淨、去皮、切小塊後，泡冷開水；大蒜、青蒜苗切碎；白果以冷水煮開後，撈起瀝乾。

2 取一湯鍋，加入橄欖油，炒香洋蔥、大蒜，接著加入西洋芹、高麗菜、洋菇、白果，拌炒至蔬菜變軟。

3 接著加入高湯煮滾，轉小火煮約10分鐘後，加入青蒜苗、白山藥繼續煮約3-5分鐘，以胡椒鹽調味，最後淋上香油即可。

**▲白果以冷水煮開，可去除雜質；此道湯品可加入細麵或米粉，增加飽足感，也可用香菜、青蔥增加香氣。**

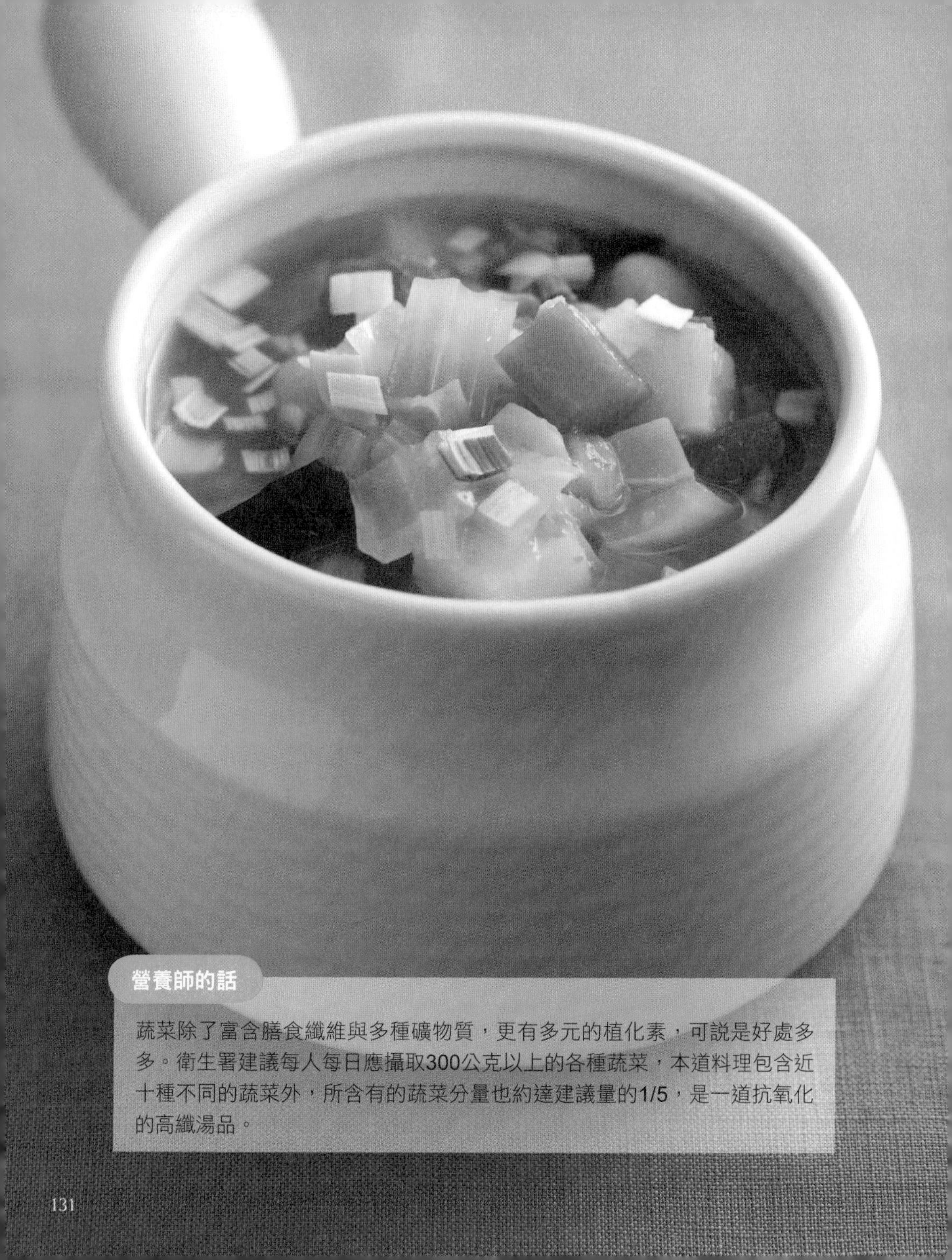

營養師的話

蔬菜除了富含膳食纖維與多種礦物質，更有多元的植化素，可說是好處多多。衛生署建議每人每日應攝取300公克以上的各種蔬菜，本道料理包含近十種不同的蔬菜外，所含有的蔬菜分量也約達建議量的1/5，是一道抗氧化的高纖湯品。

## 南瓜濃湯（6人份）

**．材料A**

南瓜 480克
大蒜 10克
番薯 80克
西洋芹 20克
胡蘿蔔 40克
洋蔥 40克

**．材料B**

南瓜 120克
菠菜葉 10克

**．調味料**

橄欖油 20克
胡椒鹽 少許
月桂葉 3片
雞高湯 1.5升
鮮奶 50克

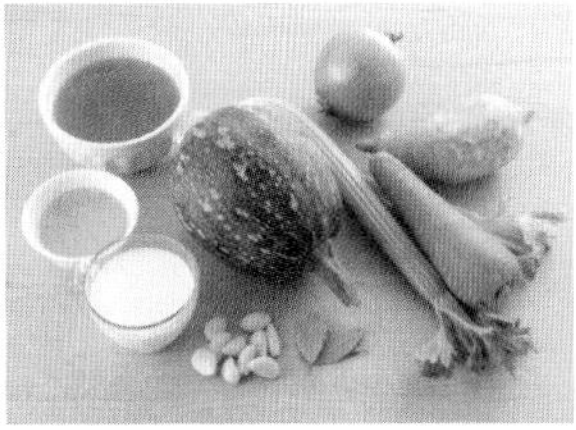

**．作法**

1 〈材料A〉的南瓜、番薯去皮、切塊；洋蔥、大蒜、胡蘿蔔、西洋芹洗淨、切碎。
2 〈材料B〉的南瓜去皮、切小丁，用水煮熟；菠菜葉洗淨、切絲。
3 取湯鍋，加入橄欖油，爆香洋蔥、大蒜，再放入南瓜、番薯、胡蘿蔔炒香，接著加入月桂葉，倒入高湯煮滾，再轉小火煮約30分鐘，熄火，取出月桂葉後，再用果汁機打成泥狀。
4 回鍋加熱，加入鮮奶，以胡椒鹽調味即可。
5 裝盛上桌前，灑上南瓜丁，並放上菠菜絲。

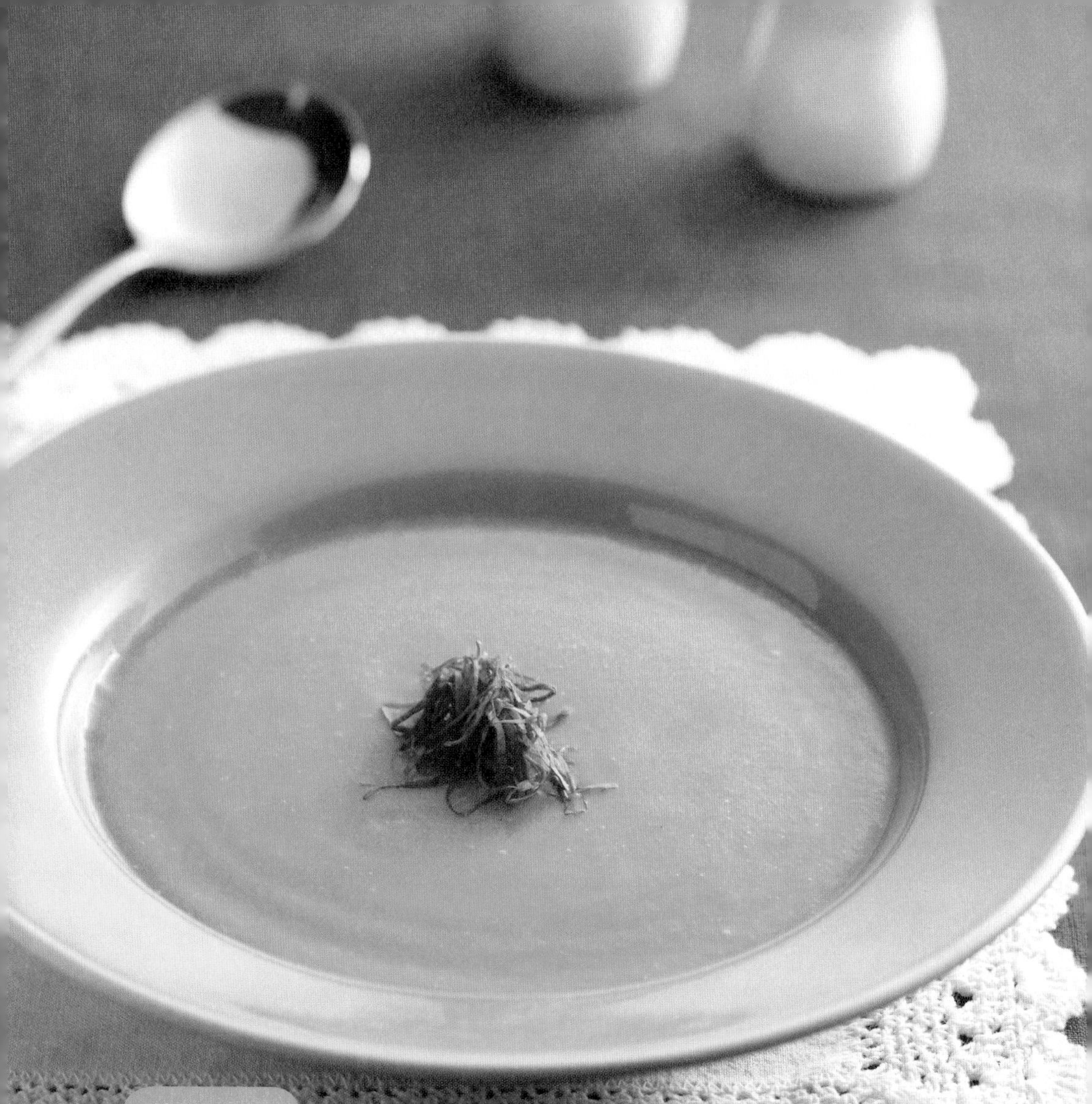

**營養師的話**

此道料理的特色是使用多樣的黃紅色蔬菜，如胡蘿蔔、南瓜、番薯等，都是富含維生素C及β-胡蘿蔔素的食材，為天然的抗氧化劑，且不同於餐館所販售的南瓜濃湯，以橄欖油及鮮奶取代奶油，減少反式脂肪的攝取，營養更加分。特別提醒，因南瓜和番薯富含醣類，糖尿病的患者應酌量攝取，也可取代米飯、麵食等主食類的攝取分量，才能良好的控制血糖。

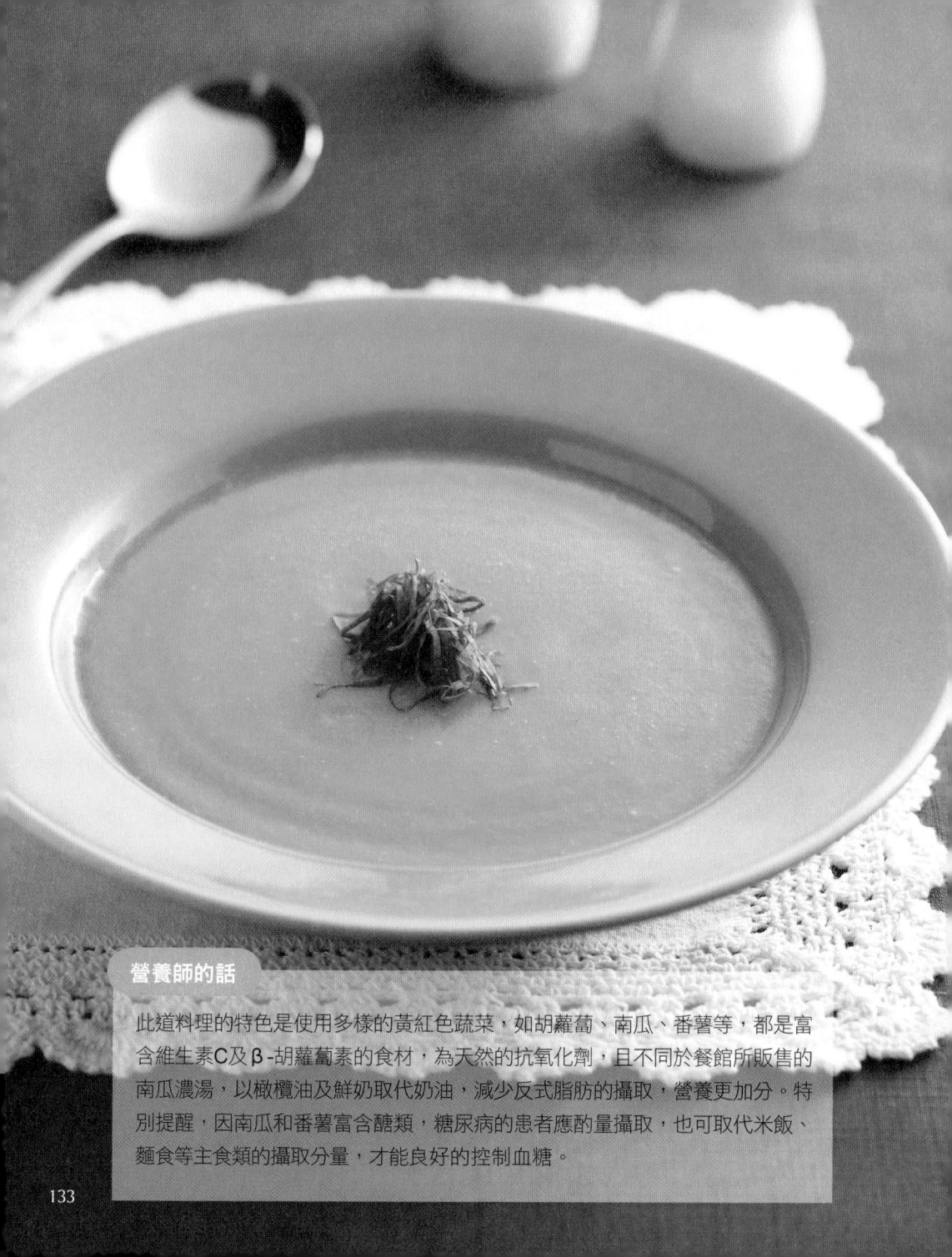

## 希臘海鮮湯（6人份）

**・材料**

鯛魚 40克
花枝 40克
淡菜 40克
洋蔥 60克
蝦仁 40克
蛤蜊 40克
大蒜 15克
番茄 180克
胡蘿蔔 30克
馬鈴薯 60克
西洋芹 30克

**・調味料**

橄欖油 10克
胡椒鹽 少許
白酒 200克
魚高湯 1.5升
番紅花 3克

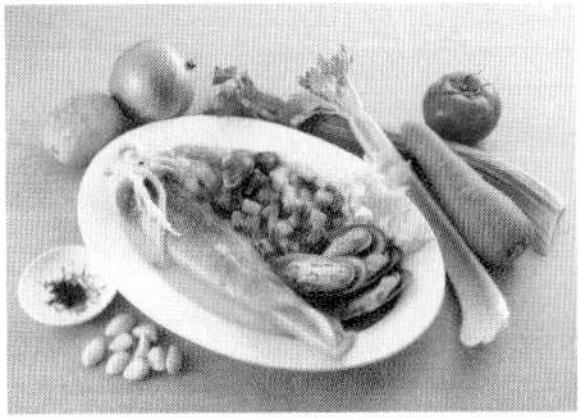

**・作法**

1 大蒜、洋蔥切碎；西洋芹、番茄洗淨、切小丁；胡蘿蔔、馬鈴薯去皮、切小丁。
2 海鮮洗淨，鯛魚、花枝切片；淡菜對切。
3 取湯鍋，放入橄欖油，爆香洋蔥、大蒜，加入胡蘿蔔、西洋芹炒香，再放番茄、馬鈴薯炒軟，分二次加入白酒，炒乾後加入高湯煮滾，接著轉小火燉煮25分鐘後，放入海鮮，煮滾後加番紅花，並以胡椒鹽調味，即可裝盛上桌。

**▲可留些西洋芹的葉子切碎後，灑在湯上增加色彩與風味；可附上烤大蒜麵包一起享用。**

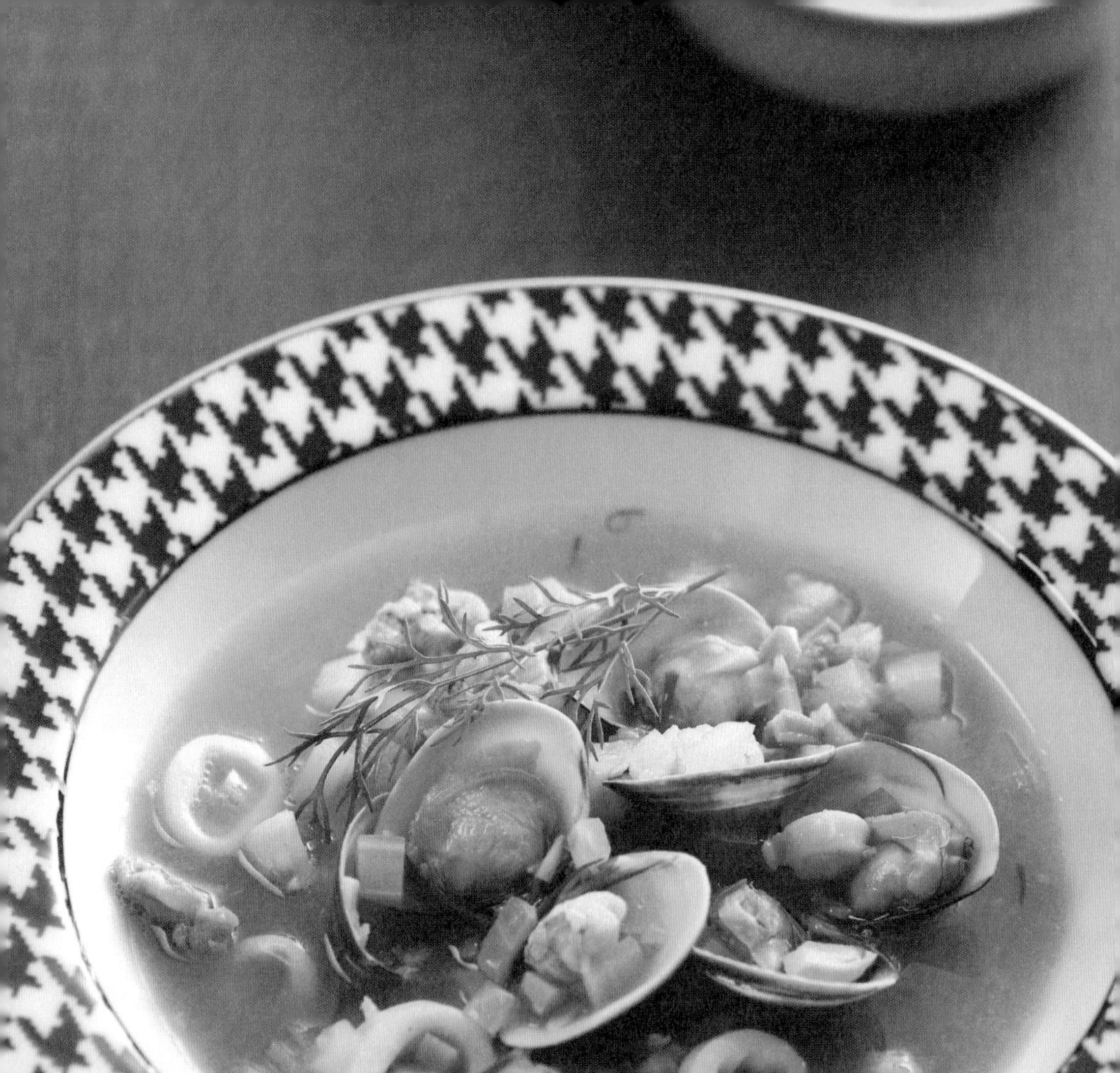

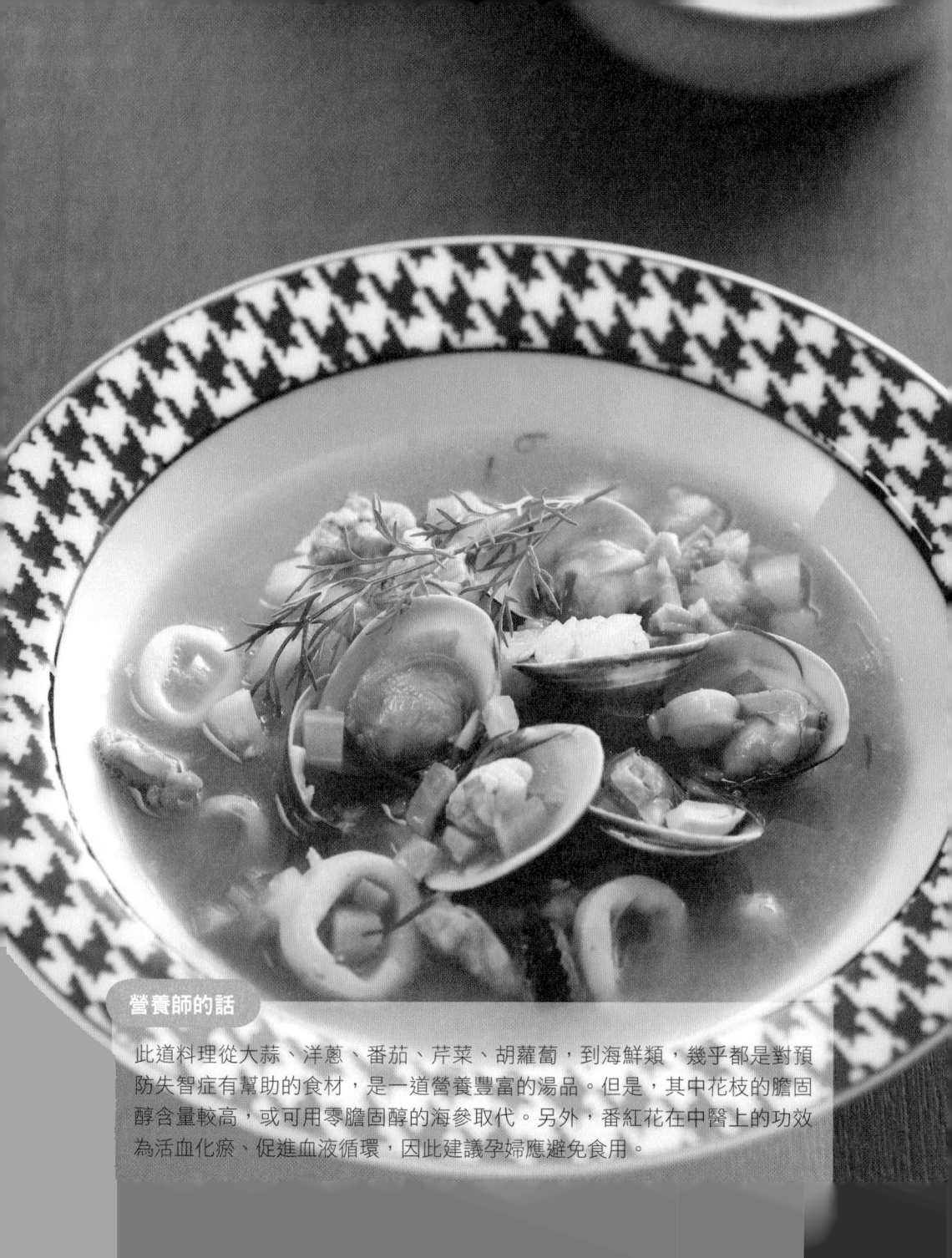

**營養師的話**

此道料理從大蒜、洋蔥、番茄、芹菜、胡蘿蔔，到海鮮類，幾乎都是對預防失智症有幫助的食材，是一道營養豐富的湯品。但是，其中花枝的膽固醇含量較高，或可用零膽固醇的海參取代。另外，番紅花在中醫上的功效為活血化瘀、促進血液循環，因此建議孕婦應避免食用。

# 西洋菜燉排骨湯（8人份）

**·材料**

| | | | |
|---|---|---|---|
| 豬排骨 | 600克 | 西洋菜 | 400克 |
| 猴頭菇 | 180克 | 白玉菇 | 100克 |
| 薑 | 10克 | 枸杞 | 20克 |

**·調味料**

| | | | |
|---|---|---|---|
| 米酒 | 50克 | 雞高湯 | 2升 |
| 胡椒鹽 | 少許 | | |

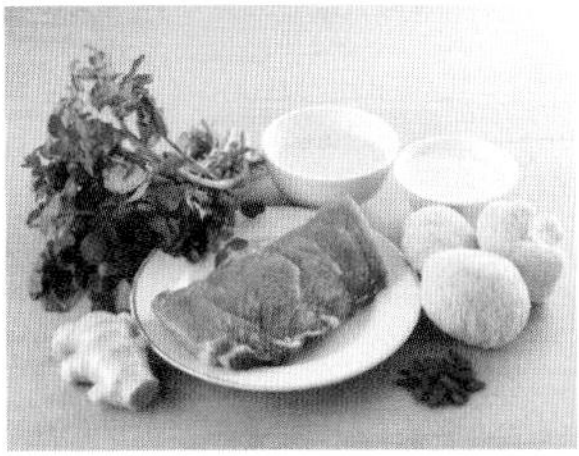

**·作法**

1 排骨剁小塊、汆燙後洗淨；西洋菜、白玉菇洗淨、切段；猴頭菇、薑洗淨、切片；枸杞洗淨。

2 取砂鍋依序放入排骨、高湯、猴頭菇、白玉菇、米酒、薑片，煮滾後轉小火，燉煮1.5小時。

3 接著放入西洋菜、枸杞煮3分鐘後，以胡椒鹽調味，即可盛裝上桌。

**▲還可加些中藥材（如：當歸、黃耆、紅棗、蔘鬚、冬蟲夏草等）一起熬煮，更加養生。**

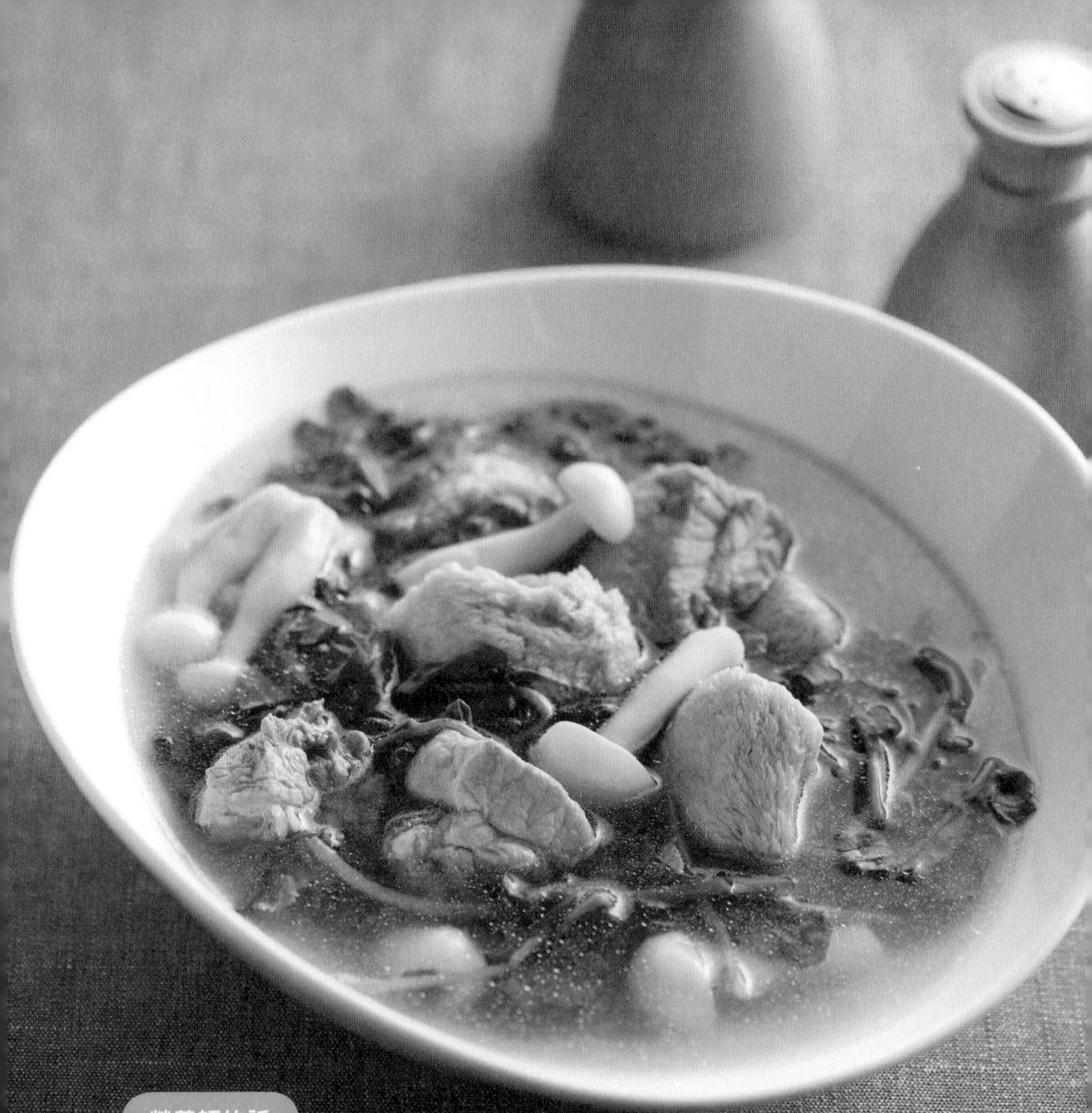

**營養師的話**

西洋菜，又可稱為水芹或西洋水芹菜，是屬於十字花科蔬菜的一種。根據研究指出十字花科蔬菜富含纖維、葉酸、維生素C、鈣、鐵外，還含有特殊的植化素吲哚，具有強抗氧化能力，而西洋菜也為葉黃素、玉米黃素的良好來源，對於視力保健也有幫助。而若要攝取西洋菜中較多的營養素，就要注意不要「煮過頭」，因為烹煮時間過長會讓營養素及植化素大幅流失，另外也會使其特殊氣味變得更強。

主菜

# 西班牙海鮮飯（2人份）

**・材料**

草蝦 4尾　洋蔥 40克　紅甜椒 40克
蛤蜊 8個　長米 160克　青豆仁 20克
大蒜 15克　青椒 20克　小鮮貝 6個
淡菜 4個　檸檬 1/2個　花枝（切成圈狀） 6圈

**・調味料**

橄欖油 20克　魚高湯 150克
胡椒鹽 少許　番紅花 2克
白酒 50克　薑黃粉 少許

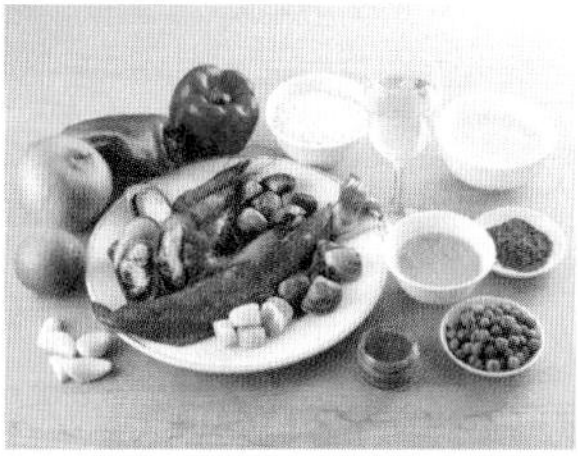

**・作法**

1 海鮮、青豆仁洗淨；洋蔥、紅甜椒、青椒洗淨、切絲；大蒜切碎；檸檬洗淨對切。
2 長米洗淨、泡水約30分鐘。
3 取一平底鍋加熱，放進橄欖油，爆香大蒜、洋蔥後，與長米拌炒均勻，加入番紅花、胡椒鹽調味，接著分三次加入高湯，每次都須待湯汁收乾再加。
4 待湯汁收乾後，加入青豆仁、紅甜椒、青椒拌炒，鋪上草蝦、淡菜、小鮮貝、蛤蜊、花枝，淋上白酒，蓋上鍋蓋，入烤箱，以180℃烤20分鐘後取出，即可食用。

**▲可直接以平底鍋上桌，食用前可擠上少許檸檬汁，增加風味。**

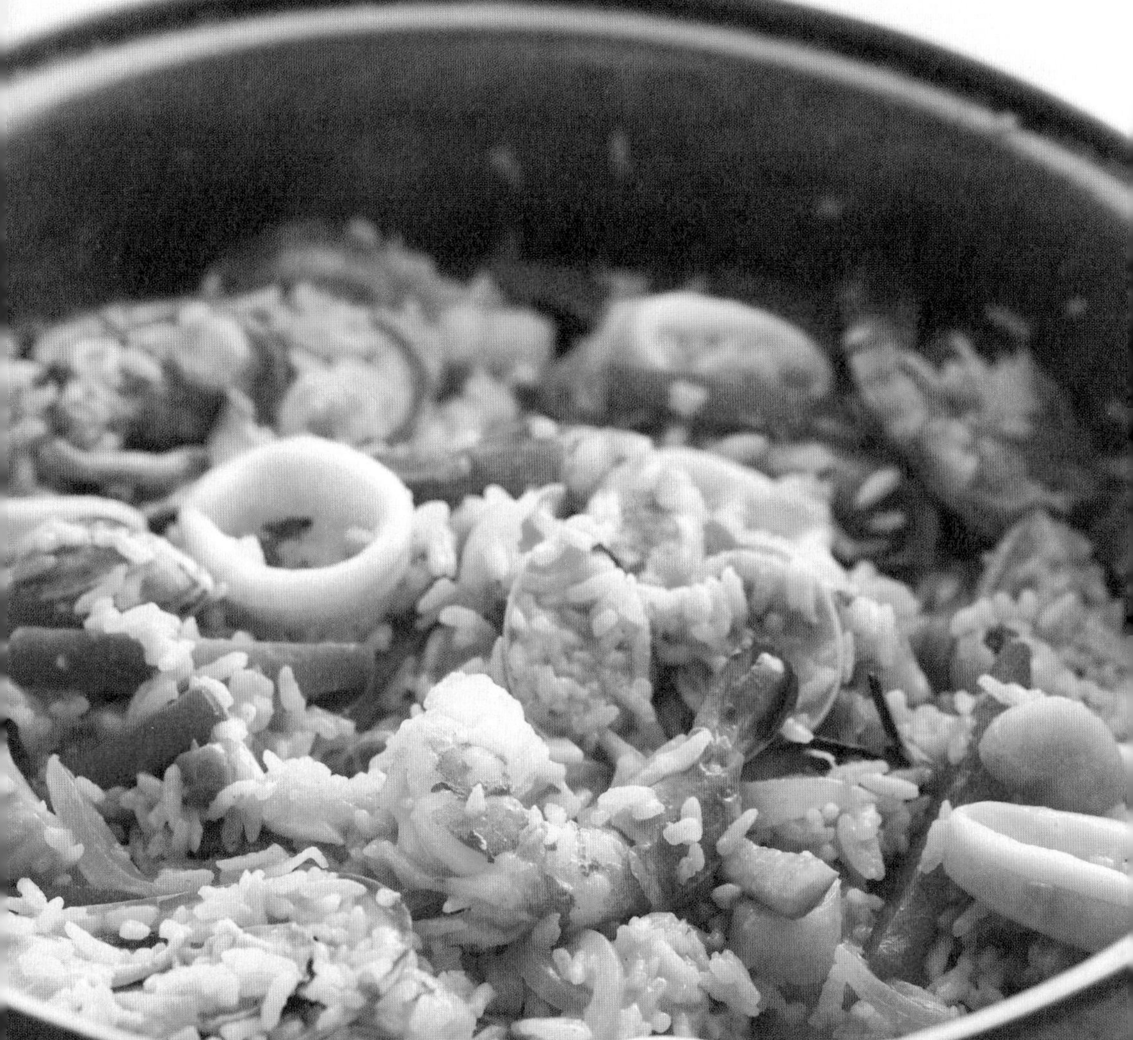

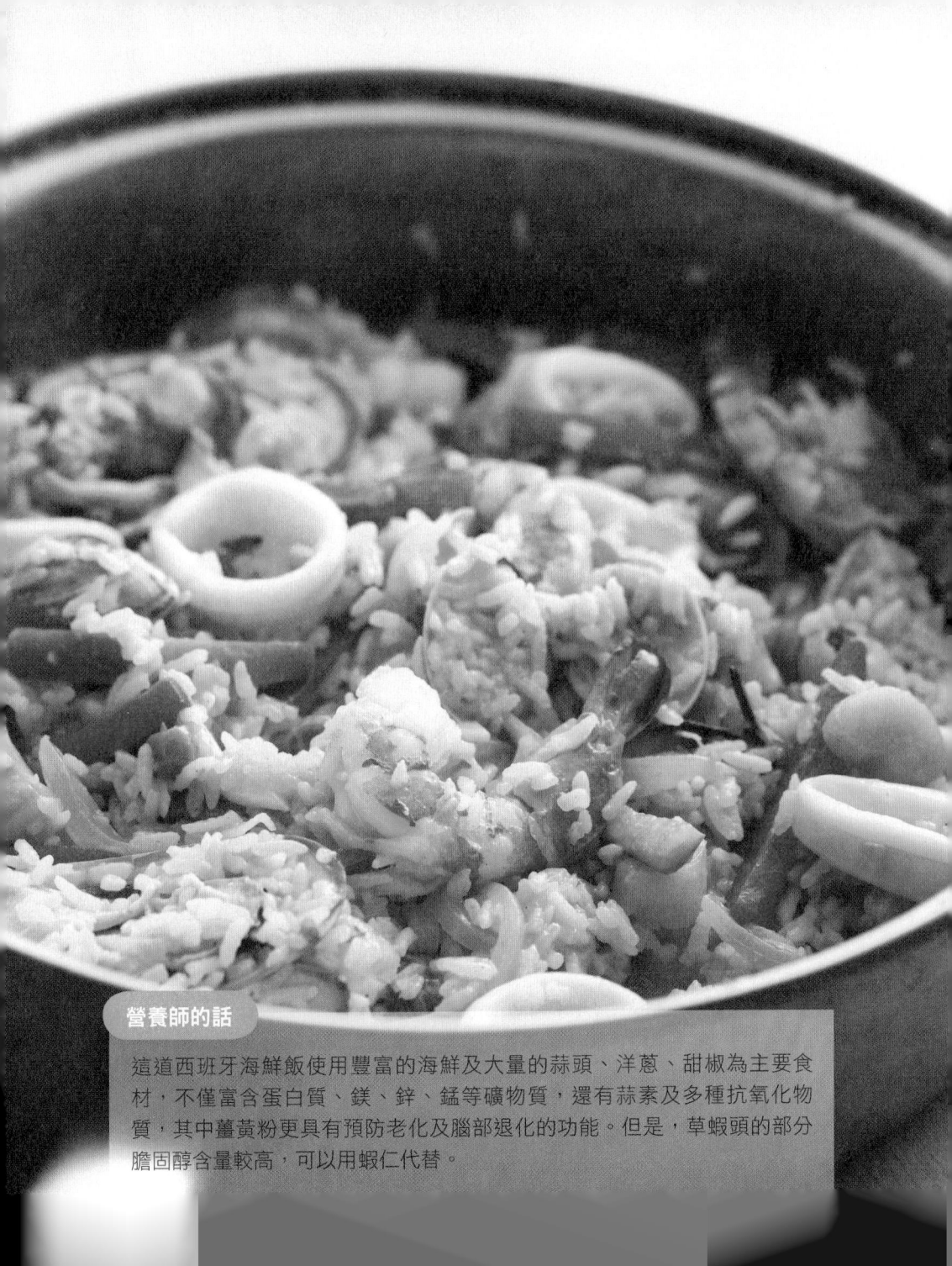

營養師的話

這道西班牙海鮮飯使用豐富的海鮮及大量的蒜頭、洋蔥、甜椒為主要食材，不僅富含蛋白質、鎂、鋅、錳等礦物質，還有蒜素及多種抗氧化物質，其中薑黃粉更具有預防老化及腦部退化的功能。但是，草蝦頭的部分膽固醇含量較高，可以用蝦仁代替。

## 什錦菇飯（2人份）

**・材料**

| | | | |
|---|---|---|---|
| 米 | 160克 | 鴻喜菇 | 20克 |
| 洋蔥 | 40克 | 柳松菇 | 30克 |
| 洋菇 | 30克 | 杏鮑菇 | 30克 |
| 青豆仁 | 50克 | 新鮮香菇 | 30克 |

**・調味料**

| | | | |
|---|---|---|---|
| 橄欖油 | 30克 | 雞高湯 | 130克 |
| 胡椒鹽 | 少許 | 月桂葉 | 3片 |

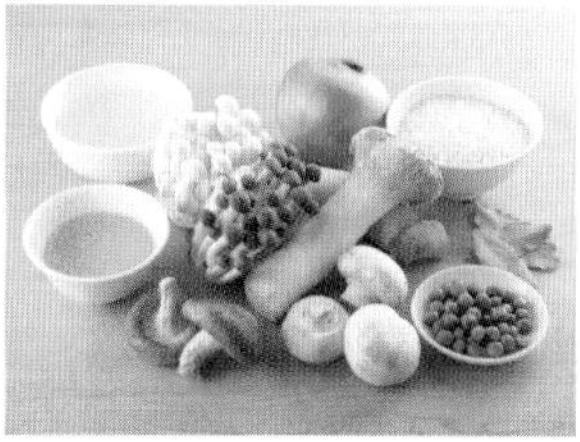

**・作法**

1. 米洗淨、泡水20分鐘後瀝乾；青豆仁洗淨；洋蔥切碎；菇類切成1.5公分小段。
2. 取一平底鍋加熱，放橄欖油爆香洋蔥、月桂葉，加入菇類炒香，再放入米炒1分鐘，分二次加入高湯，直到湯汁收乾。蓋上鋁箔紙，入烤箱，以180℃烤20分鐘，取出後拌入青豆仁並以胡椒鹽調味，即可盛盤。

**▲飯可利用電鍋蒸煮；另可在飯上鋪起士絲，做成焗烤。**

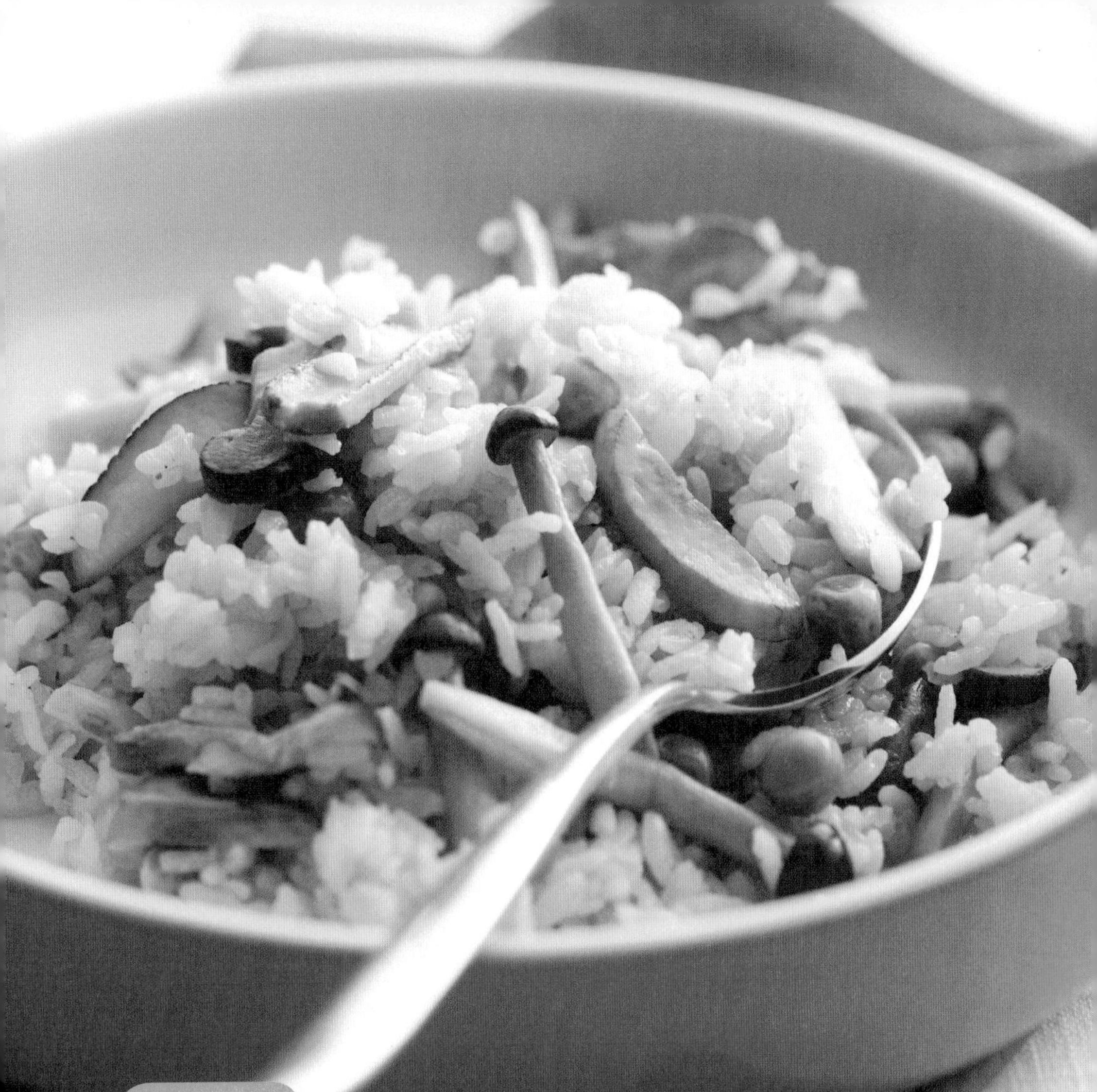

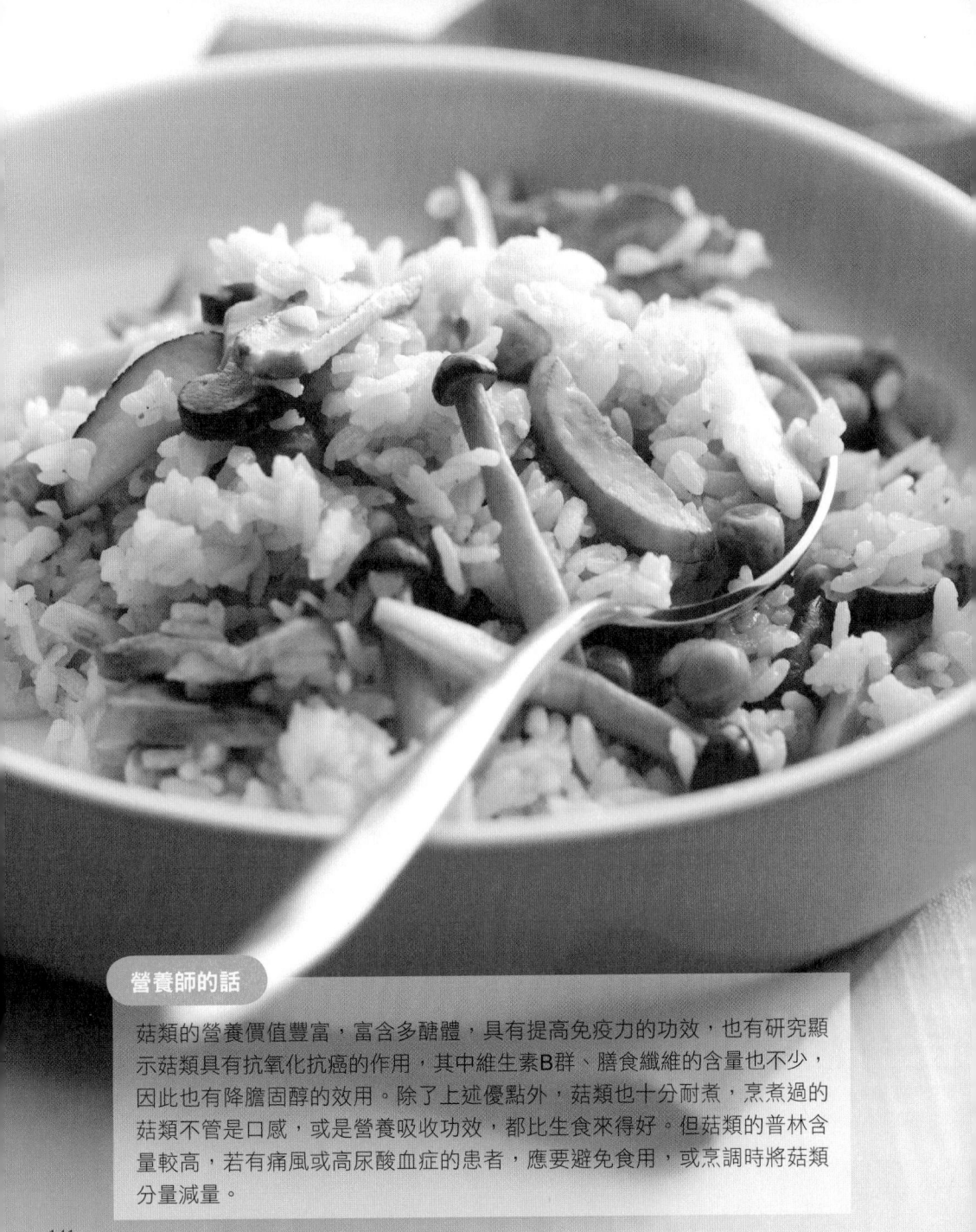

### 營養師的話

菇類的營養價值豐富，富含多醣體，具有提高免疫力的功效，也有研究顯示菇類具有抗氧化抗癌的作用，其中維生素B群、膳食纖維的含量也不少，因此也有降膽固醇的效用。除了上述優點外，菇類也十分耐煮，烹煮過的菇類不管是口感，或是營養吸收功效，都比生食來得好。但菇類的普林含量較高，若有痛風或高尿酸血症的患者，應要避免食用，或烹調時將菇類分量減量。

# 地中海海鮮炒飯（3人份）

**・材料**

燕麥 30克　淡菜 40克　紅甜椒 30克
長米 90克　蝦仁 40克　青豆仁 30克
松子 30克　洋蔥 30克　大麥片 30克
鮪魚 40克　黃甜椒 30克　小薏仁 30克
花枝 40克

**・調味料**

橄欖油 20克　百里香 少許
雞高湯 200克　黑胡椒粉 少許
鹽 少許

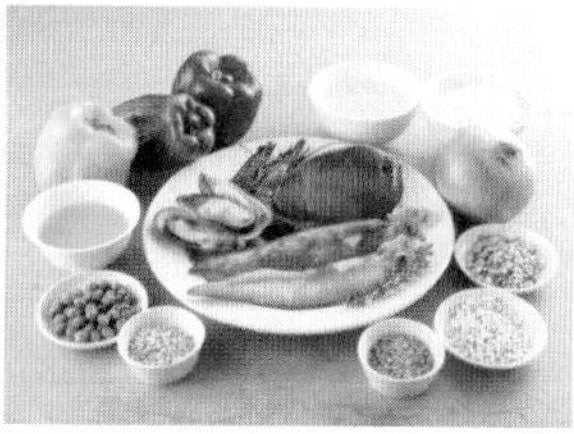

**・作法**

1 烤箱預熱180℃，放入松子烤至上色，備用。
2 燕麥、大麥片、小薏仁及長米混合、洗淨後，加入雞高湯用電鍋蒸煮。
3 花枝、蝦仁、鮪魚、淡菜、洋蔥、紅甜椒、黃甜椒洗淨、切丁；青豆仁洗淨。
4 取一中式炒鍋，加入橄欖油，爆香洋蔥，依序放入蝦仁、花枝、鮪魚、紅甜椒、黃甜椒、淡菜、百里香、黑胡椒粉稍微拌炒後，加入煮熟的飯炒勻，再拌入青豆仁，以鹽調味後拌入松子，即可起鍋。

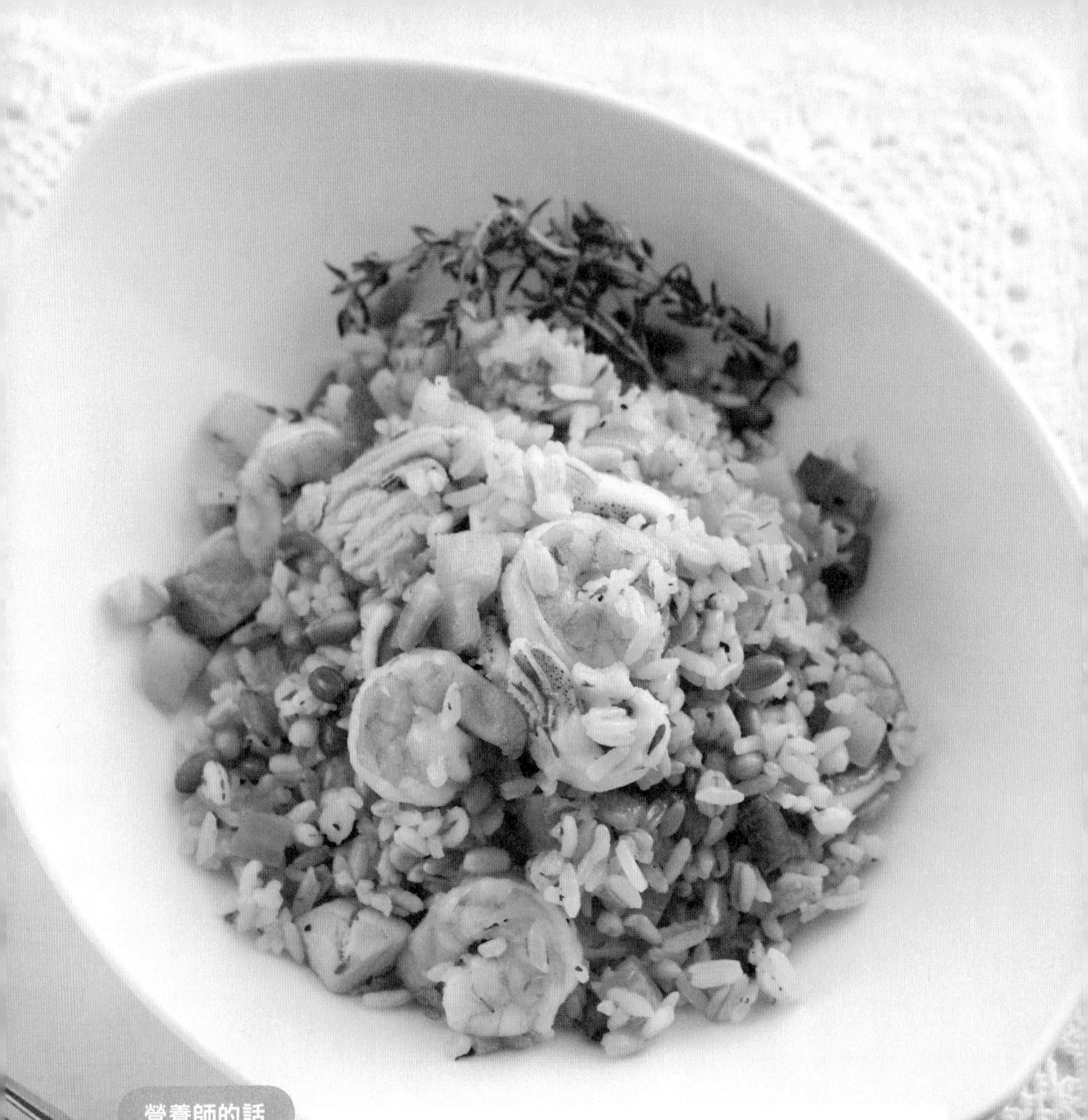

### 營養師的話

此道料理中添加了燕麥、薏仁等多種穀類及大量的洋蔥、甜椒及青豆仁等蔬菜，含有豐富的纖維素、維生素B群及抗氧化功效的營養素，特別是加入富含ω-3單元不飽和脂肪酸及維生素E的松子，不僅對預防心血管疾病有加分的作用，酥酥脆脆的口感，也讓這道菜增色不少。但炒飯是屬於用油量較高的料理，熱量也較高，因此，有高血脂症的患者應減量攝取。

## 米豆蔬菜飯（6人份）

**・材料**

米 100克　燕麥 100克　小薏仁 100克
米豆 200克　洋蔥 100克　乾香菇 30克
胡蘿蔔 80克　高麗菜 80克　紅甜椒 90克
南瓜 100克　青豆仁 80克　海苔香鬆 少許

**・調味料**

橄欖油 20克　月桂葉 3片
雞高湯 450克　胡椒鹽 少許

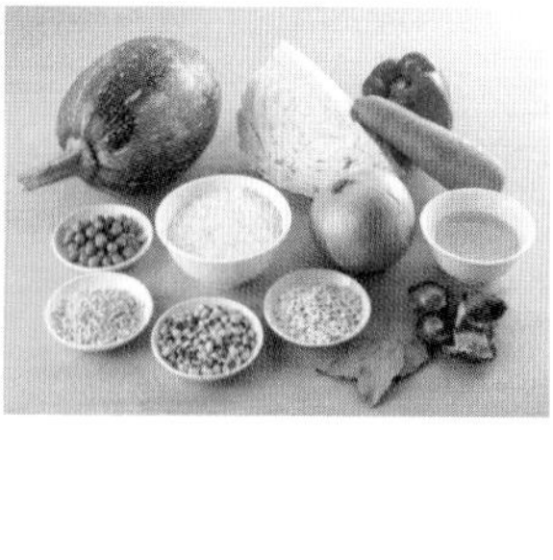

**・作法**

1 米豆、米、燕麥、小薏仁洗淨後，泡水1小時，瀝乾備用。
2 胡蘿蔔、高麗菜、紅甜椒、南瓜、洋蔥洗淨後，切小丁；乾香菇泡軟後，切小丁；青豆仁洗淨。
3 煮一鍋水，將南瓜丁燙熟，起鍋前放入紅甜椒、青豆仁略汆燙後，一起撈出瀝乾。
4 取平底鍋，以橄欖油爆炒香菇、洋蔥、月桂葉，熄火。拌入〈作法1〉的材料與胡蘿蔔、高麗菜後，放至電鍋煮熟，再以胡椒鹽調味，即可盛盤上桌。
5 食用前灑上南瓜丁、紅甜椒、青豆仁與香鬆，增加風味。

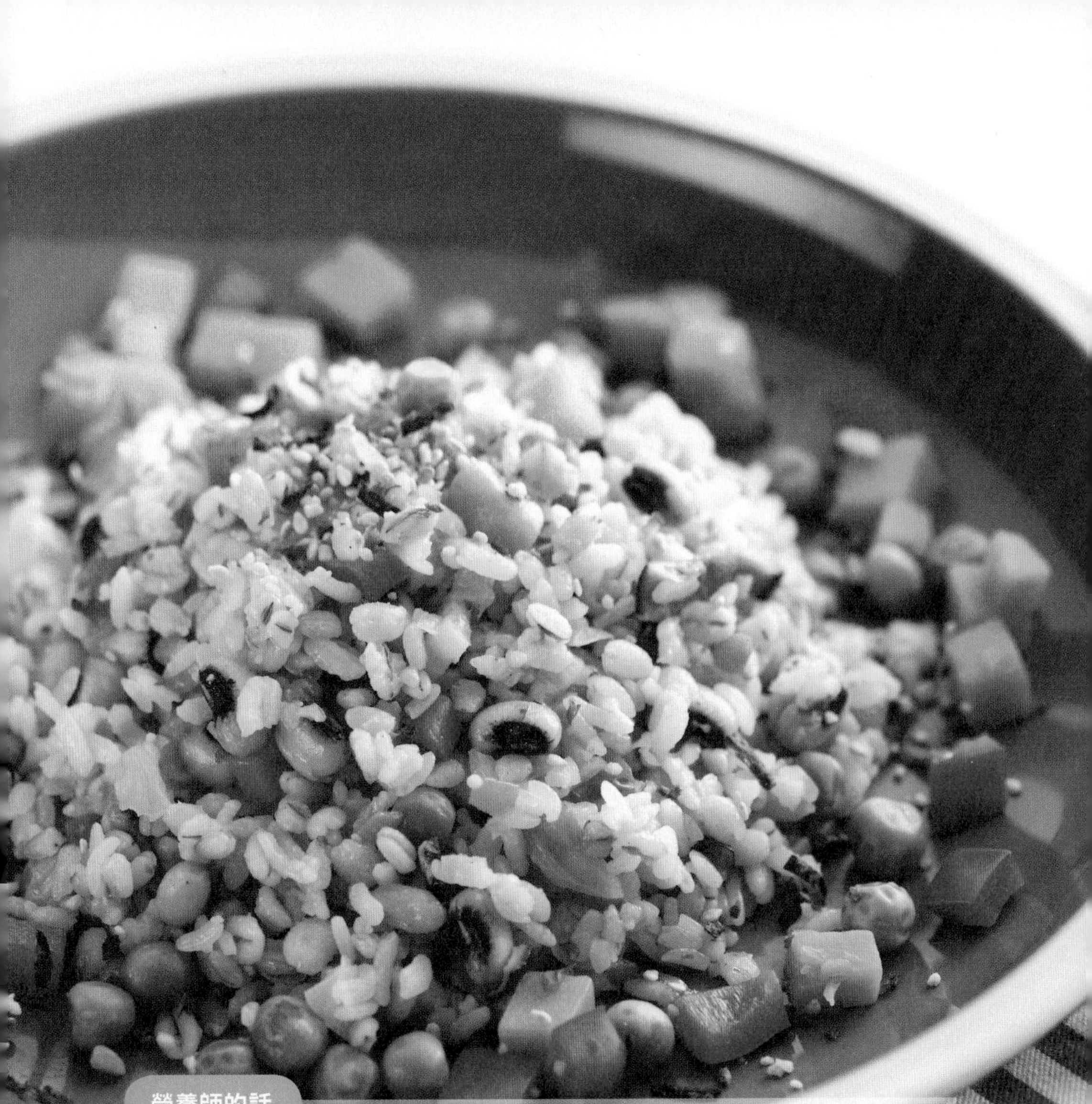

## 營養師的話

本道料理中的紅甜椒、南瓜及胡蘿蔔皆富含β-胡蘿蔔素，可以降低腦中類澱粉斑塊的堆積，減少神經發炎的現象，有預防失智症的功效。而燕麥、薏仁、青豆仁、米豆的膳食纖維含量高，與米混合在一起煮，可以提高纖維素的攝取，促進膽固醇的代謝，具有降低血膽固醇、預防心血管疾病的功效。若是家中有長輩或是小朋友口腔咀嚼能力較差者，可以延長燕麥、薏仁、米豆的浸泡時間，較利於咀嚼及吞嚥。

## 蒜味小卷佐香料飯（4人份）

**・材料A**

小卷 4隻　大蒜 10克　橄欖油 10克

**・材料B**

青豆仁 30克　米 140克　薑黃粉 1小匙
百里香 2克　大蒜 25克　辣椒粉 少許
胡椒鹽 少許　洋蔥 25克　胡蘿蔔 少許
紅甜椒 10克　水 140克　橄欖油 30克

**・材料C**

娃娃菜 45克　橄欖油 少許
茄子 10克　黑胡椒粉 少許
洋蔥 24克　義大利醋 少許
鹽 少許　紅甜椒 24克
義式綜合香料 少許

**・用具**

牙籤

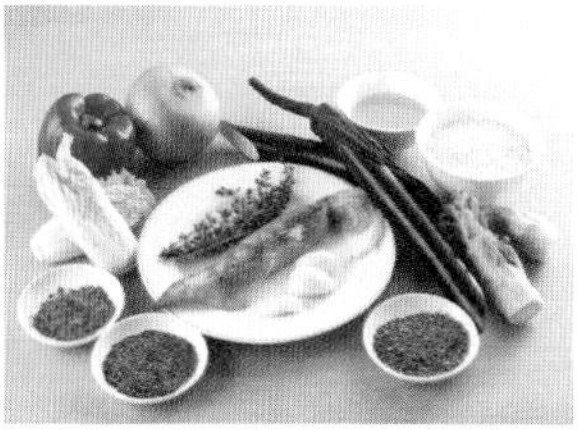

**・作法**

1 〈材料A〉中大蒜切碎；小卷（1隻約150克）洗淨後，用大蒜、橄欖油略醃。

2 〈材料B〉中的大蒜、洋蔥切碎；紅甜椒、胡蘿蔔切小丁；米洗淨、泡水1小時後瀝乾；青豆仁洗淨。取一平底鍋，用橄欖油爆香洋蔥、大蒜，放入米拌炒1分鐘後，加入薑黃粉、百里香、辣椒粉拌炒，加水燜煮至熟後，加入紅甜椒、胡蘿蔔、青豆仁略微翻炒，以胡椒鹽調味。

3 〈材料C〉中的茄子、娃娃菜、紅甜椒、洋蔥洗淨後、切片，可用煎或烤熟，拌上橄欖油、義大利醋，以胡椒鹽調味，並加入義式綜合香料增加香氣。

4 把〈作法2〉炒好的飯填入醃過的小卷，填滿不要留空隙，然後在0.5公分處用牙籤封口。

5 取一平底鍋，以少許橄欖油把小卷煎至上色，放入烤箱，以180℃烤熟。

6 上桌前，可將小卷切段，附上〈作法3〉的蔬菜一起食用。

▲**小卷外皮要保留，米飯填入時要塞滿，不留空隙，以免小卷加熱時縮小。**

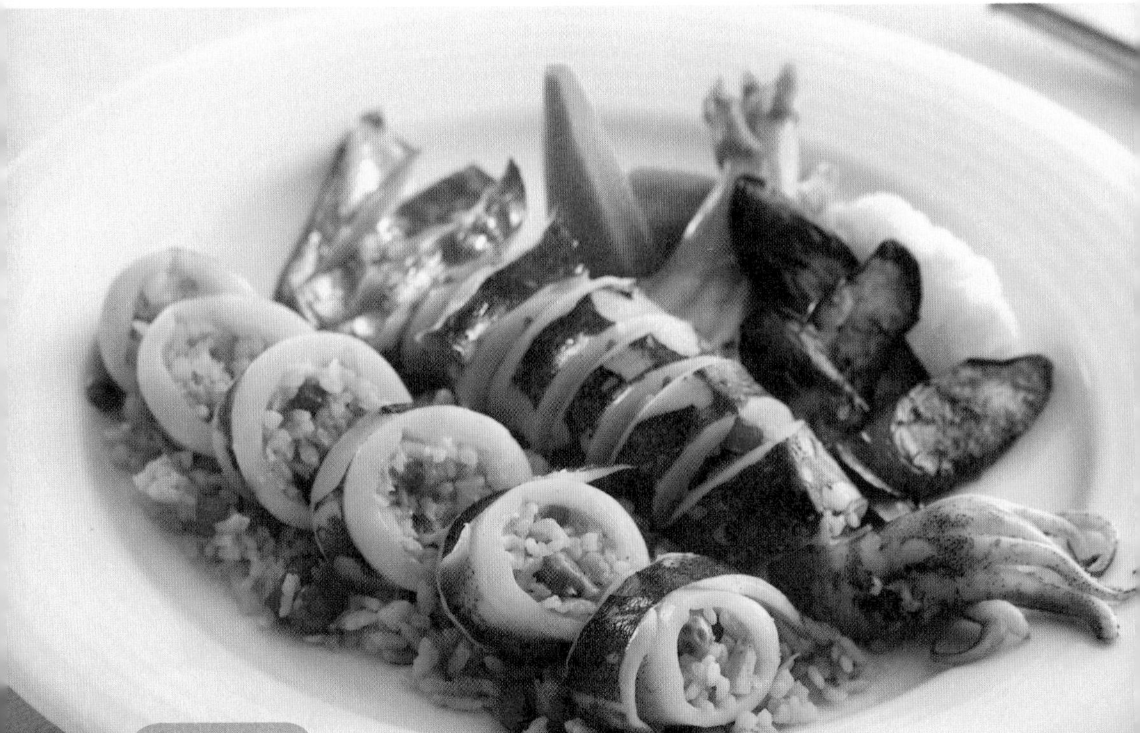

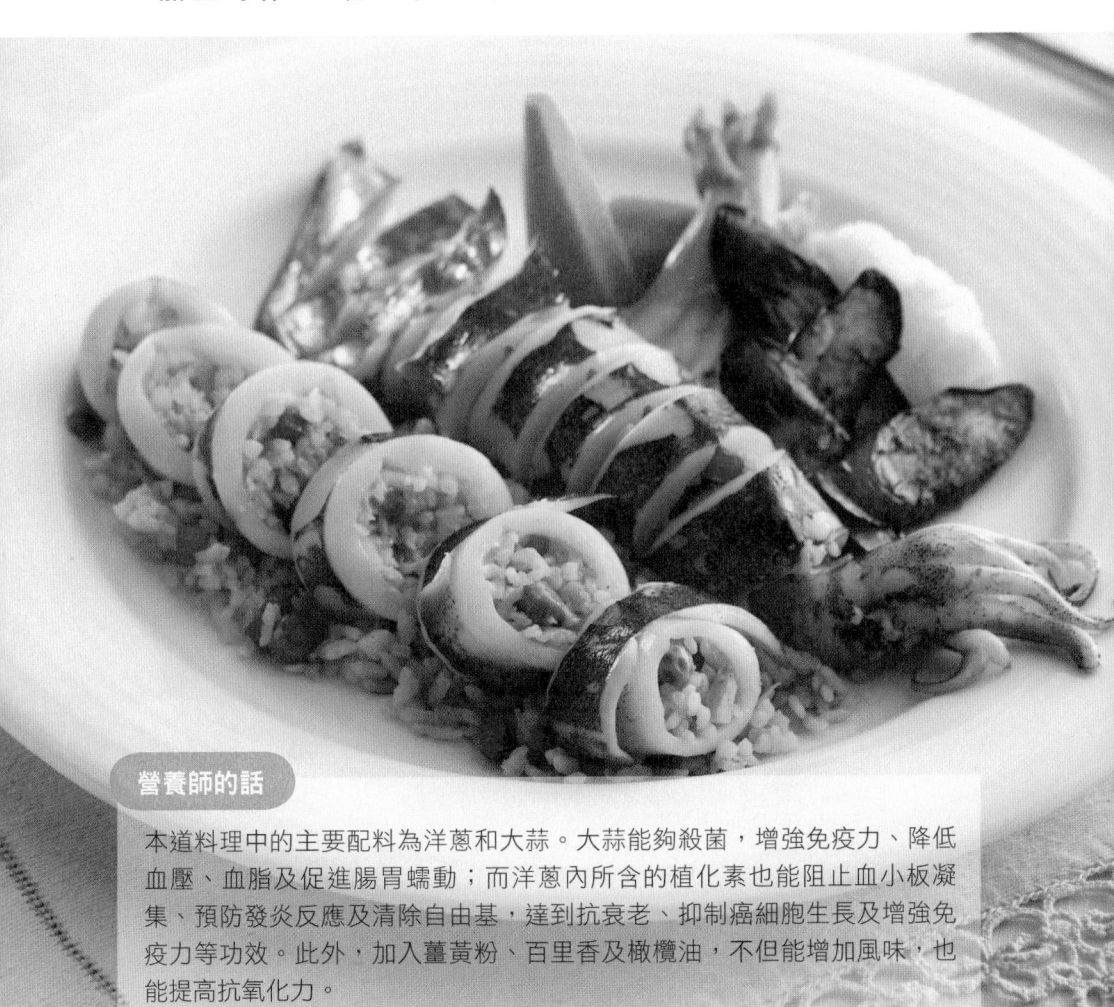

**營養師的話**

本道料理中的主要配料為洋蔥和大蒜。大蒜能夠殺菌，增強免疫力、降低血壓、血脂及促進腸胃蠕動；而洋蔥內所含的植化素也能阻止血小板凝集、預防發炎反應及清除自由基，達到抗衰老、抑制癌細胞生長及增強免疫力等功效。此外，加入薑黃粉、百里香及橄欖油，不但能增加風味，也能提高抗氧化力。

## 海鮮粥（6人份）

**・材料**

| | | | |
|---|---|---|---|
| 米 | 300克 | 蝦仁 | 120克 |
| 牡蠣 | 120克 | 蛤蜊 | 160克 |
| 鮭魚 | 100克 | 花枝 | 80克 |
| 青蔥 | 30克 | 芹菜 | 30克 |

**・調味料**

| | |
|---|---|
| 香油 | 少許 |
| 胡椒鹽 | 少許 |
| 魚高湯 | 3升 |

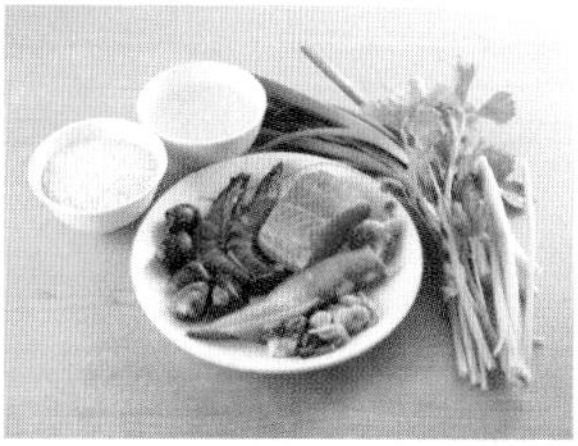

**・作法**

1 米洗淨、泡水約20分鐘；蝦仁、牡蠣、蛤蜊洗淨；鮭魚洗淨、切小塊；青蔥洗淨、切成蔥花；芹菜洗淨、切末。

2 取一湯鍋，加入魚高湯、米，煮滾後轉小火保持滾的狀態，每5-7分鐘要稍微攪動鍋底，避免黏鍋，熬煮約50分鐘後，依序加入蝦仁、牡蠣、蛤蜊、鮭魚煮熟，並以胡椒鹽調味。

3 粥品裝盛後，淋上香油，灑上青蔥花、芹菜末即可。

**▲粥品濃稠度可依個人喜好調整熬煮時間；也可灑上香菜或九層塔增加香氣。**

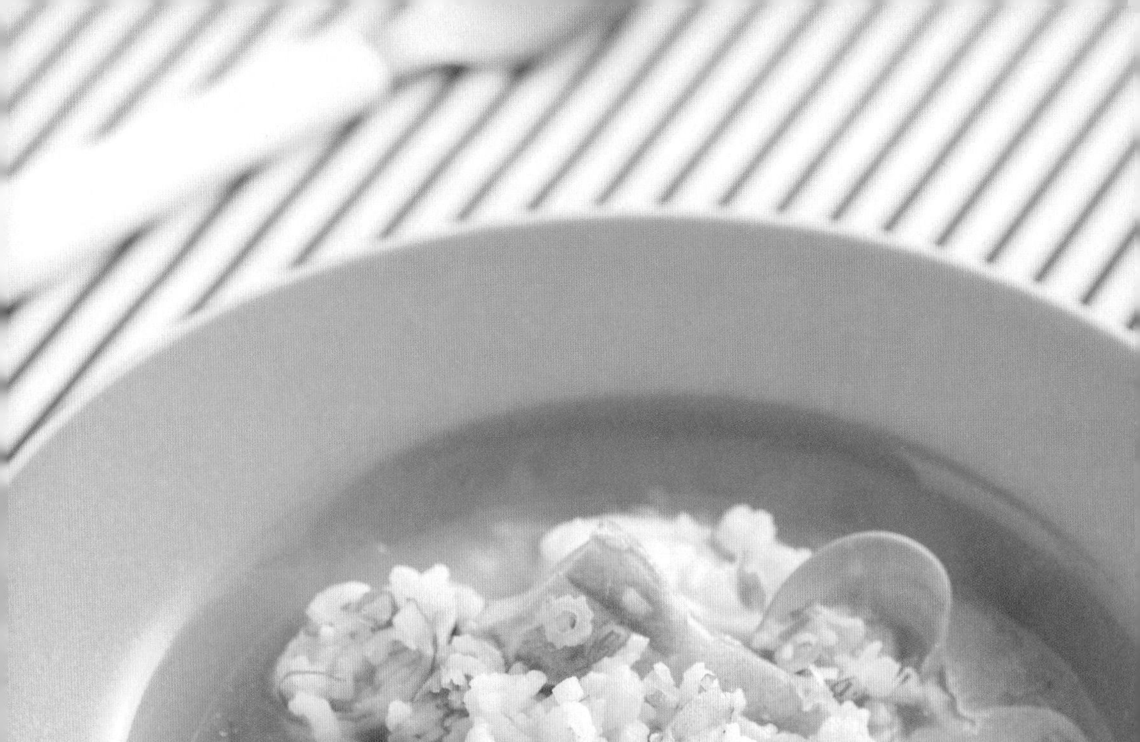

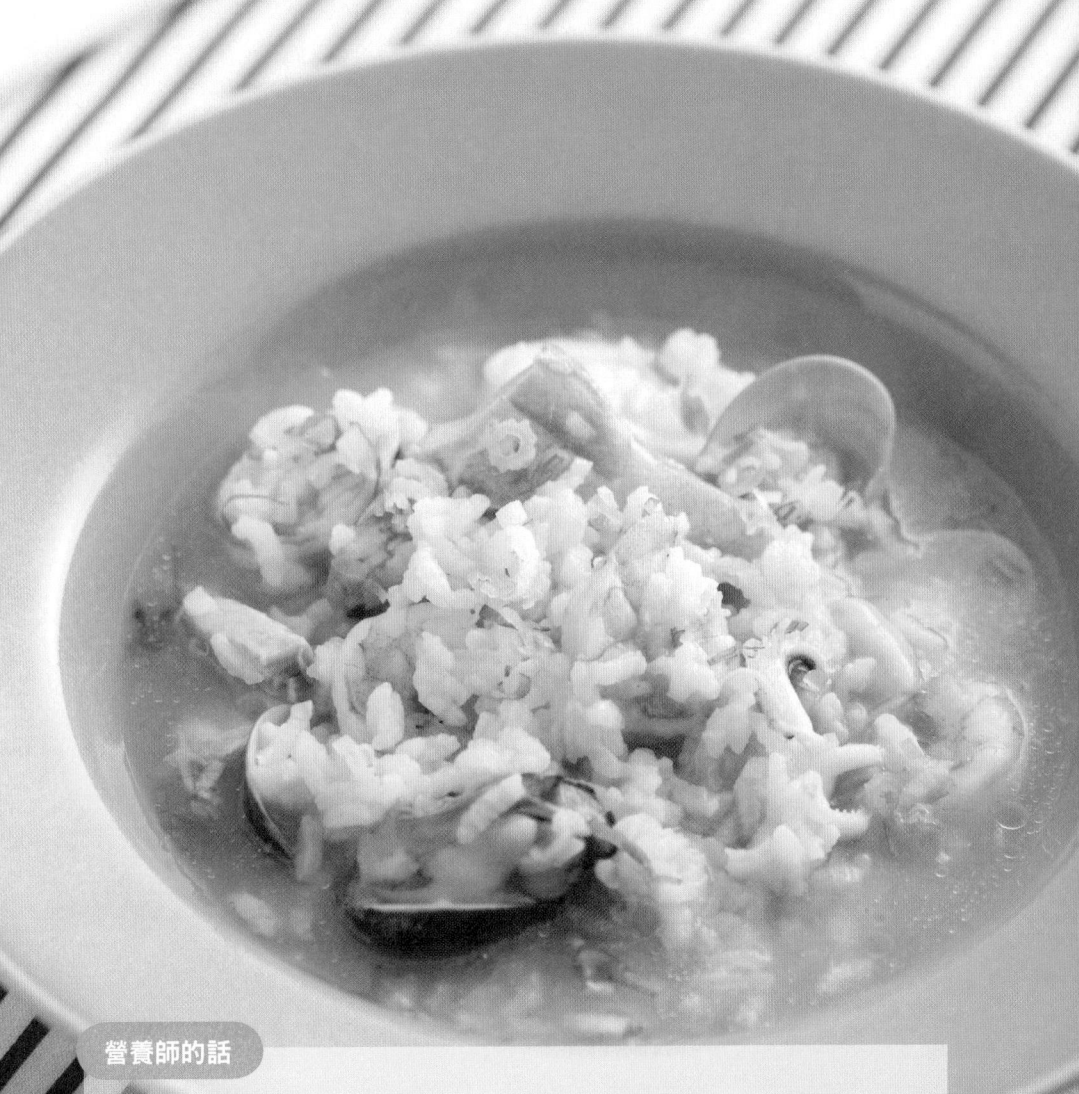

**營養師的話**

蝦仁、牡蠣及蛤蜊等含有蛋白質、鎂、鋅、錳等營養素，具有抗氧化及提升免疫力的功能。但因海鮮屬於高普林食物，尿酸過高或痛風患者，不宜過量攝取。

# 杏仁番茄冷麵（2人份）

**・材料**

細乾麵條 150克　杏仁片 25克
大蒜 10克　九層塔 20克
帕瑪森起士 20克　番茄 120克

**・調味料**

橄欖油 6克
胡椒鹽 少許

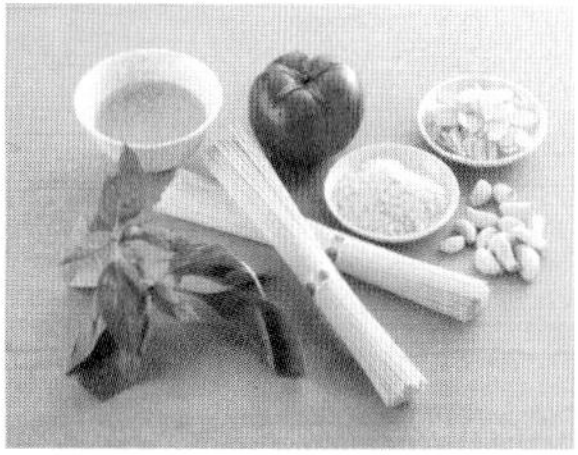

**・作法**

1 煮一鍋水，水滾後加入少許橄欖油，放入麵條煮6分鐘後，撈出瀝乾；番茄洗淨、切丁；杏仁片入烤箱烤至上色。

2 搗碎大蒜、杏仁片、九層塔、1/2的番茄，加入麵條、橄欖油，並以胡椒鹽調味，即可盛盤。

3 上桌前灑上另一半的番茄丁與帕馬森起士，增加口感與風味。

**▲煮麵時水與麵的比例是10：1。**

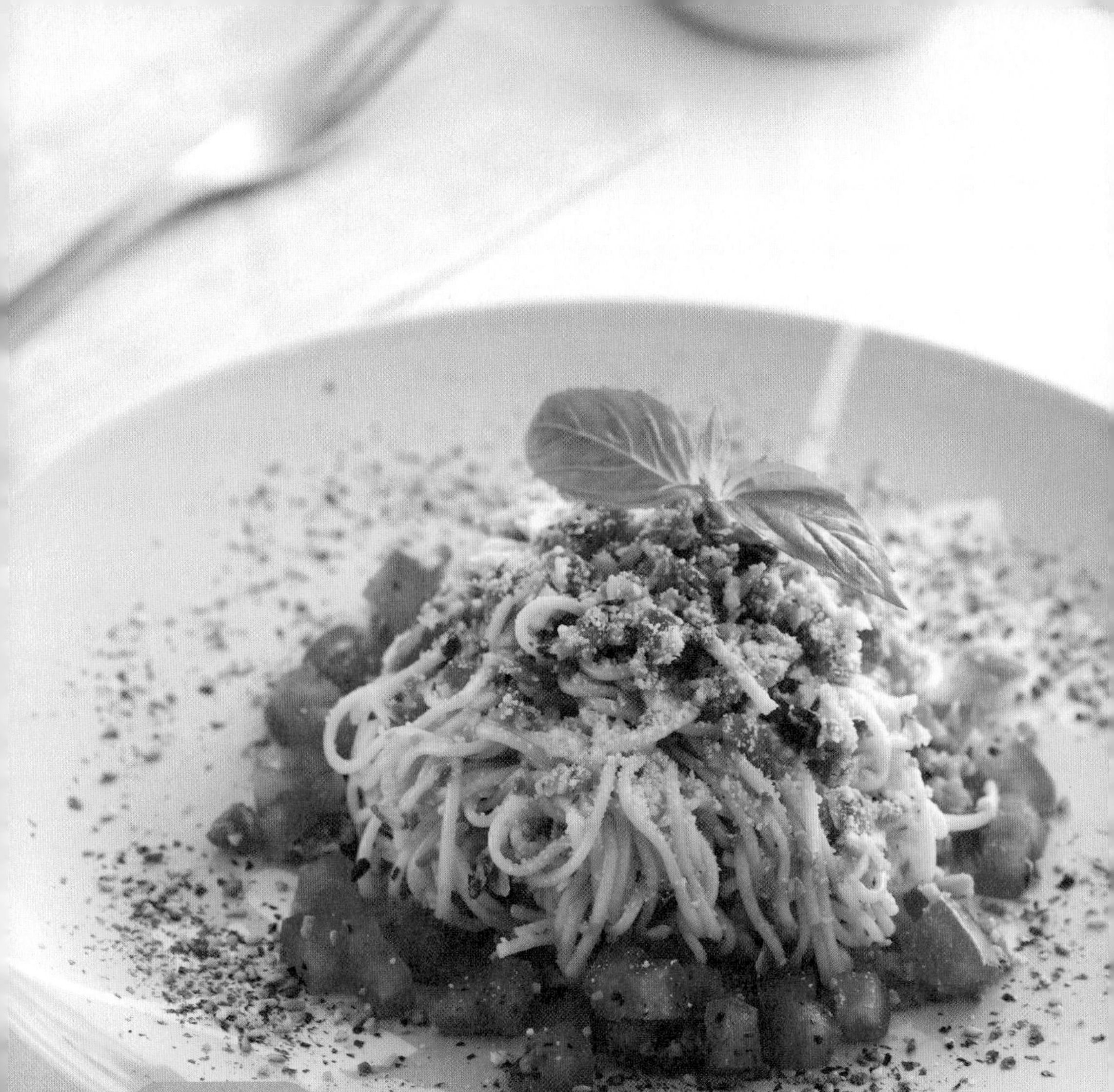

**營養師的話**

番茄中富含脂溶性的茄紅素，所以如本道料理的作法以橄欖油冷拌，能幫助茄紅素從植物細胞壁中釋出，可幫助身體的吸收。但是，此道料理所使用的食材如橄欖油、杏仁皆屬油脂類，若有高血脂症的患者，建議杏仁片及橄欖油應減量或擇一。若為純素食者可用熟黃豆粉取代帕瑪森起士，除了別有一番風味外，也可增加植物性優質蛋白的攝取，並避免攝取動物性的飽和脂肪。

## 彩椒鮪魚義式麵（2人份）

**・材料**

義大利麵 160克　洋蔥 40克
大蒜 10克　紅甜椒 20克
黃甜椒 20克　青椒 20克
鮪魚 120克　九層塔 30克

**・調味料**

橄欖油 20克
胡椒鹽 少許

**・作法**

1 煮一鍋水，水滾後加鹽、橄欖油，再放入義大利麵，邊煮邊攪動，以避免黏鍋，約7-8分鐘撈起，以冷開水沖涼瀝乾，拌入橄欖油備用。
2 洋蔥、紅甜椒、黃甜椒、青椒洗淨、切粗條；大蒜洗淨、切碎；九層塔洗淨、略切。
3 取一平底鍋加熱，以橄欖油依序爆香洋蔥、大蒜、甜椒類，再加入鮪魚、義大利麵拌炒入味，最後加入九層塔，並以胡椒鹽調味，即可盛盤上桌。

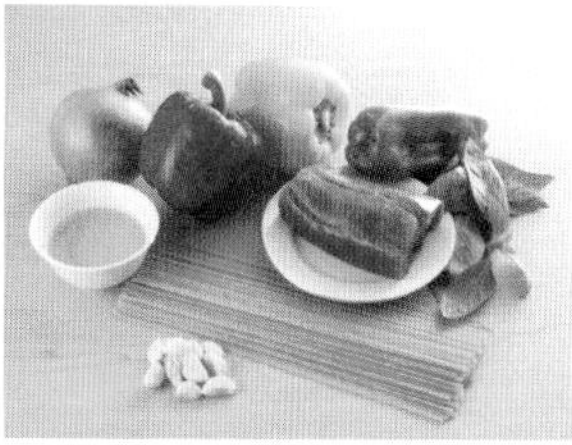

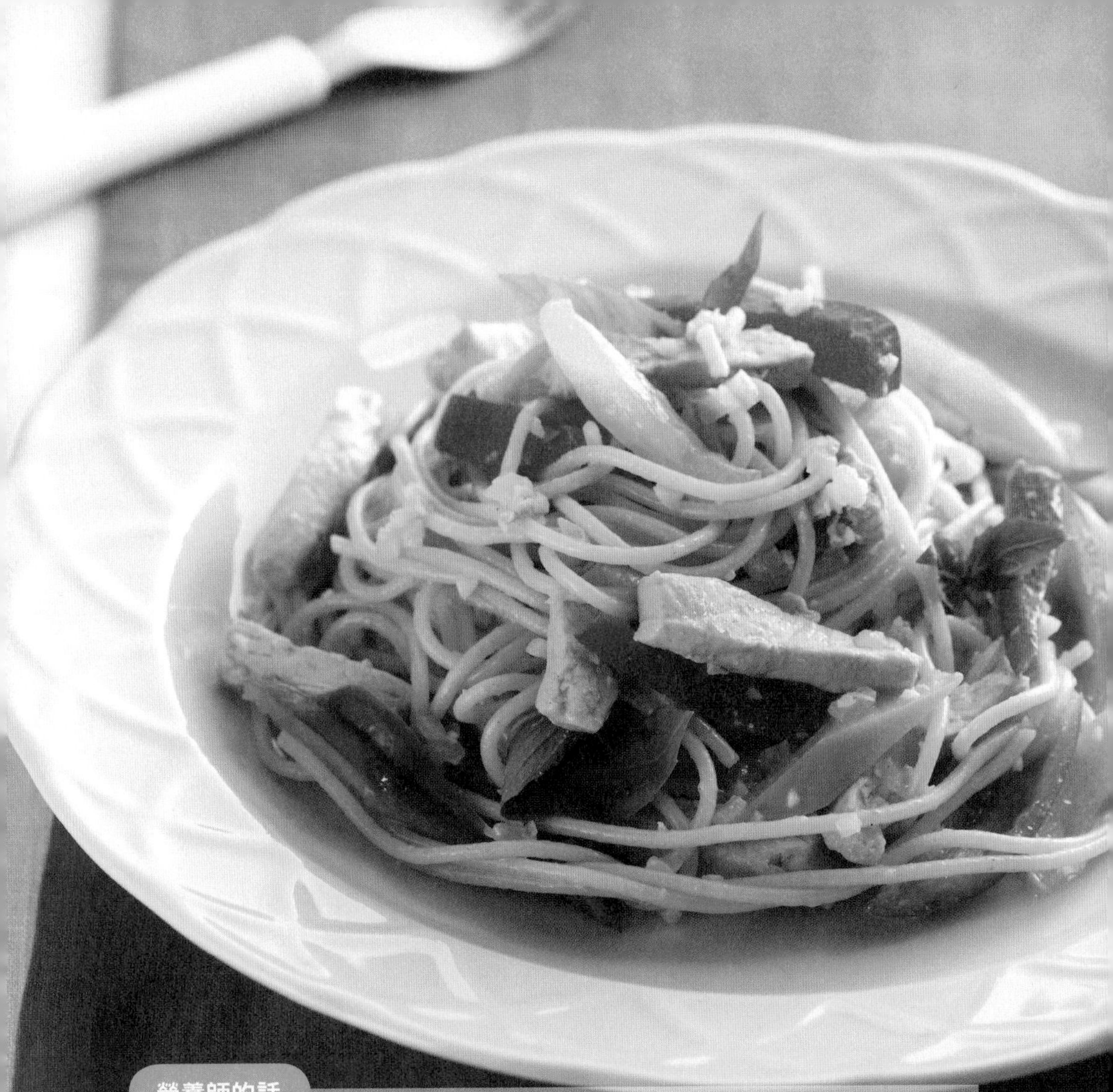

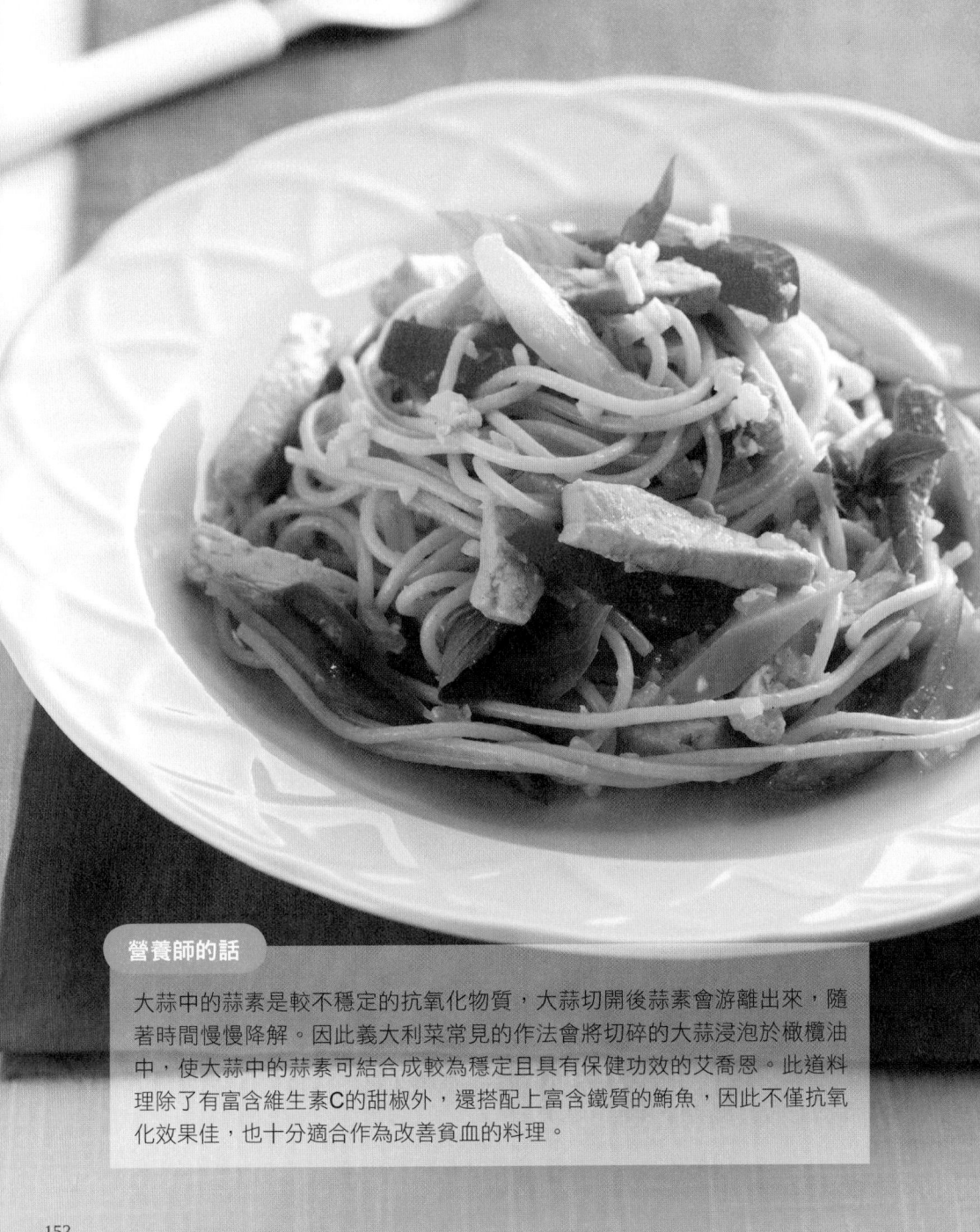

**營養師的話**

大蒜中的蒜素是較不穩定的抗氧化物質，大蒜切開後蒜素會游離出來，隨著時間慢慢降解。因此義大利菜常見的作法會將切碎的大蒜浸泡於橄欖油中，使大蒜中的蒜素可結合成較為穩定且具有保健功效的艾喬恩。此道料理除了有富含維生素C的甜椒外，還搭配上富含鐵質的鮪魚，因此不僅抗氧化效果佳，也十分適合作為改善貧血的料理。

## 炒海鮮細麵（2人份）

**・材料**

蝦仁 60克　花枝 60克　鮪魚 40克
蛤蜊 50克　細麵 150克　紅甜椒 35克
青椒 30克　洋蔥 40克　高麗菜 65克
紫蘇 8克　金針菇 65克

**・調味料**

橄欖油 20克
白酒 40克
濃縮番茄 150克
胡椒鹽 少許

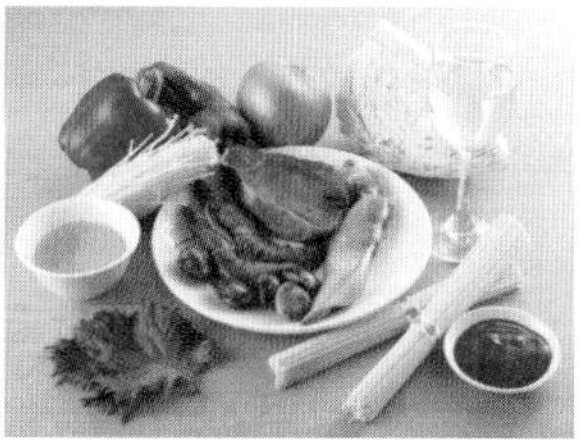

**・作法**

1 金針菇洗淨後對切；紅甜椒、青椒、洋蔥、高麗菜、紫蘇洗淨、切絲；海鮮洗淨，花枝切成圈狀；鮪魚切片；細麵煮熟，過冷開水後，瀝乾備用。

2 熱鍋用橄欖油爆香洋蔥、紅甜椒、青椒，與海鮮、金針菇翻炒至五分熟，加入白酒、細麵炒勻後，倒入濃縮番茄拌炒至熟。

3 起鍋前放入紫蘇拌炒，以胡椒鹽調味，即可盛盤上桌。

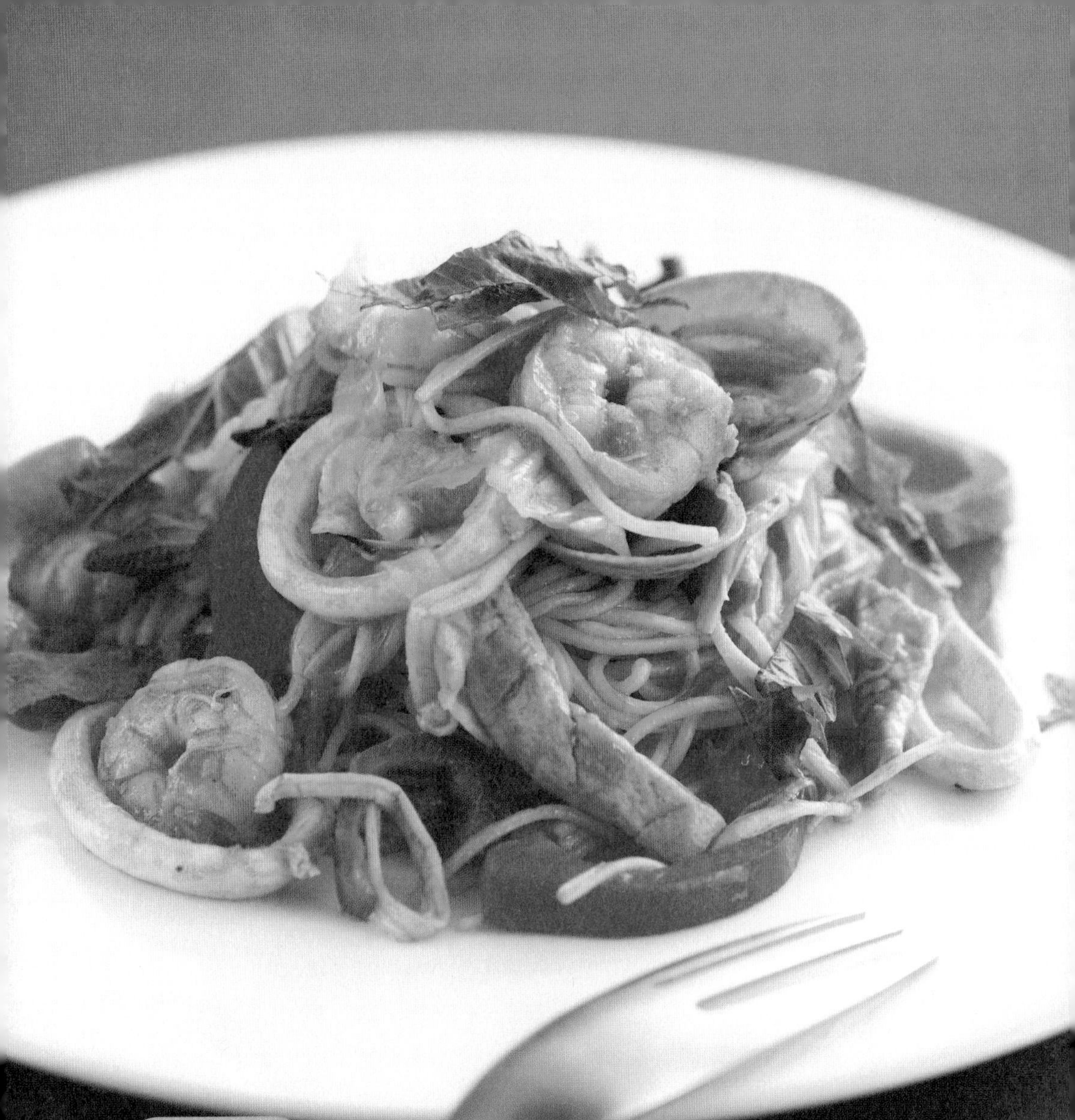

**營養師的話**

此道料理選用多樣的海鮮食材，取代高脂肪的肉類，也使用了大量的番茄，可減少血管病變，減緩自由基氧化，是一道色彩豐富且營養價值高的美味佳餚。唯海鮮及金針菇普林含量高，痛風患者應減少攝取。

## 菠菜海鮮餃（4人份）

**・材料**

蝦仁 60克
花枝 80克
洋蔥 40克
菠菜 150克
水餃皮 48克
鮪魚 80克
魚漿 150克
大蒜 6克
胡蘿蔔 40克

**・調味料**

香油 10克
薑汁 10克
胡椒鹽 少許
米酒 15克
檸檬汁 5克

**・作法**

1 菠菜洗淨、剁碎，擠乾汁液；洋蔥、大蒜、胡蘿蔔切碎；蝦仁、鮪魚、花枝洗淨、切小丁。
2 將所有材料混合，再加入所有的調味料拌勻。
3 取一張餃子皮包入內餡，再取另一張餃子皮蓋上封口。
4 餃子包好可放入冷藏或冷凍，食用時水煮或油煎均可。

**▲此道料理1人份6顆餃子，每顆內餡約25克；食用時可依個人喜好自行調配沾醬。**

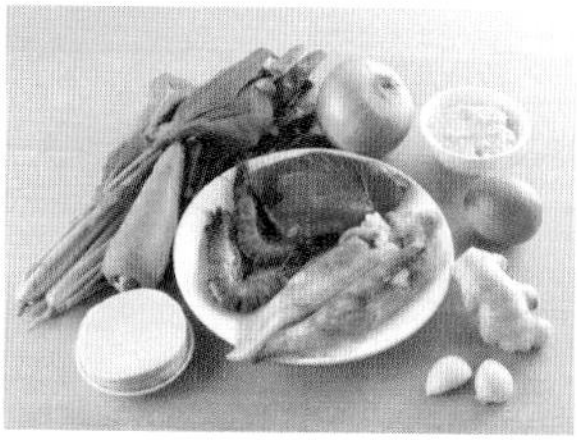

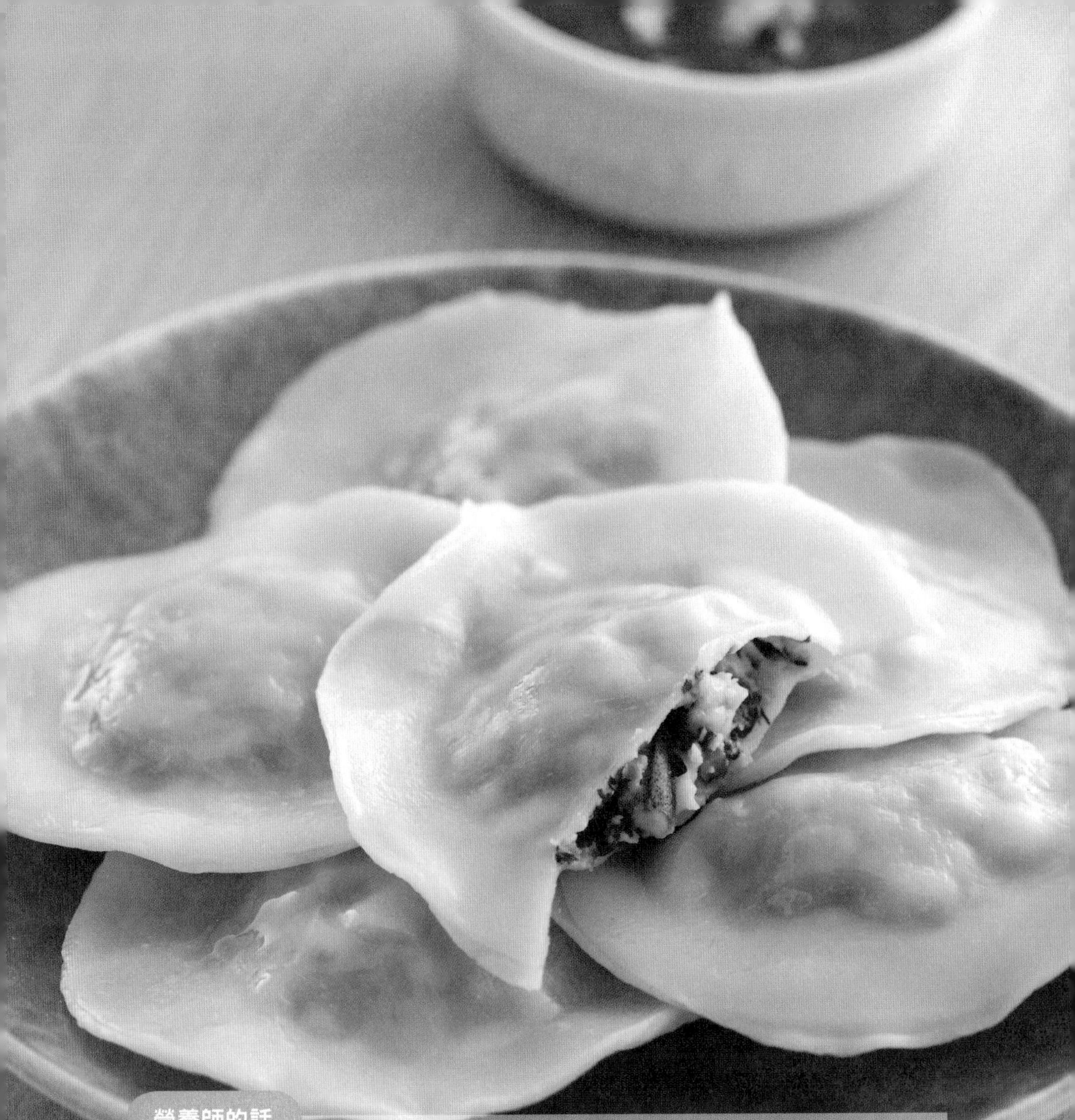

**營養師的話**

菠菜除了跟其他蔬菜一樣富含纖維質外，其鐵質及葉酸含量也不少，適合有貧血者食用；另外，這道料理使用菠菜搭配胡蘿蔔，更可以使β-胡蘿蔔素的吸收達到加乘效果。這道菠菜海鮮餃一人份有十二張水餃皮，含醣量及熱量約等於一碗飯，因此，糖尿病患者需控制攝取分量，或只使用一張水餃皮，所包的餡料減半，就可減少主食分量及熱量的攝取了。

## 水波鮭魚捲佐藍莓醬（2人份）

**・材料**

鮭魚 140克
紅甜椒 15克
杏鮑菇 15克
水蓮 3克
魚漿 40克
菠菜葉 60克
黃甜椒 15克

**・調味料**

白酒 30克
藍莓汁 40克
胡椒鹽 少許
藍莓醬 60克
檸檬汁 少許

**・用具**

棉線
保鮮膜
牙籤

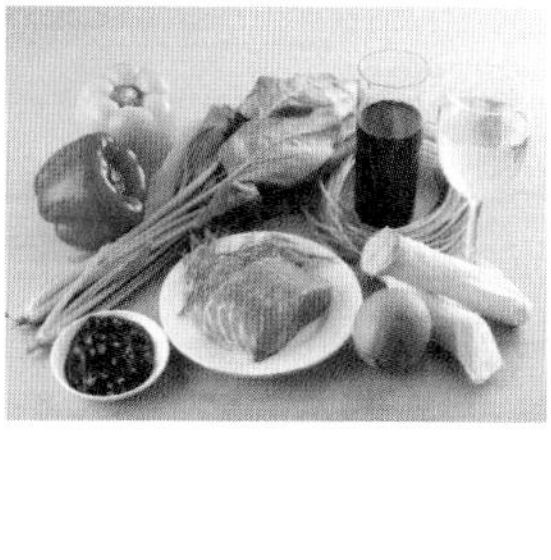

**・作法**

1 鮭魚切薄片，以胡椒鹽、少許白酒、檸檬汁略醃；菠菜葉洗淨、汆燙；紅甜椒、黃甜椒、杏鮑菇洗淨、切條；水蓮洗淨、切段。

2 鮭魚片上塗上一層薄薄的魚漿，再鋪上菠菜葉、紅甜椒、黃甜椒、杏鮑菇、水蓮後捲起，用保鮮膜包起來，，兩端用棉線綁緊，在保鮮膜上用牙籤戳洞，把空氣擠出，再用一層保鮮膜包覆，兩端用棉線重複綁緊。

3 煮一鍋水加熱至80℃，放入鮭魚捲烹煮約30分鐘後取出。打開鮭魚捲，倒出湯汁。

4 取鍋加熱白酒，加入藍莓汁、藍莓醬、檸檬汁及〈作法3〉的湯汁煮滾後，用胡椒鹽調味。

5 盛盤時鮭魚捲斜刀對切，並淋上醬汁。

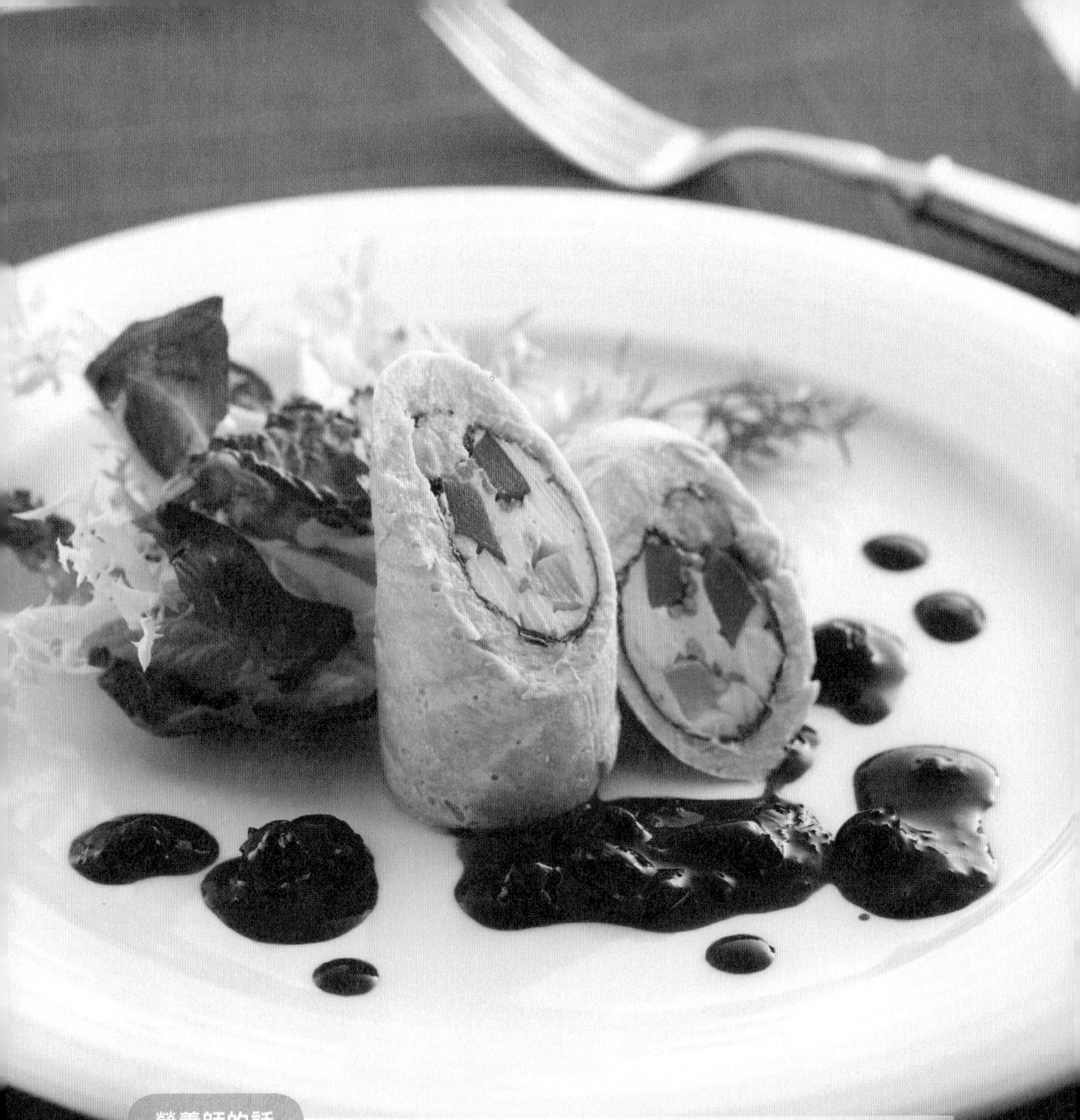

**營養師的話**

此道料理是以富含ω-3不飽和脂肪酸的鮭魚為主要食材，裡面包捲著多種蔬菜，營養價值很高，最特別的是，本道料理以80℃的低溫水煮方式，保留魚油及蔬菜中的營養素，而藍莓沾醬含有豐富的維生素C及花青素等抗氧化物，是一道健康低油又沒有負擔的美味佳餚。

## 烤鯛魚佐番茄醬（2人份）

**・材料A**

鯛魚 200克　番茄 40克　新鮮香菇 15克
杏鮑菇 15克　柳松菇 15克　洋菇 15克
九層塔 10克　橄欖油 少許　白酒 25克
檸檬汁 少許　胡椒鹽 少許　低脂起士絲 20克

**・材料B**

胡蘿蔔 20克　小黃瓜 20克　白蘿蔔 20克　水蓮 20克

**・材料C**

番茄 20克　橄欖油 10克
九層塔 5克　濃縮番茄 10克
檸檬汁 5克　大蒜 6克
水 40克　醋 10克
洋蔥 5克　蜂蜜 5克

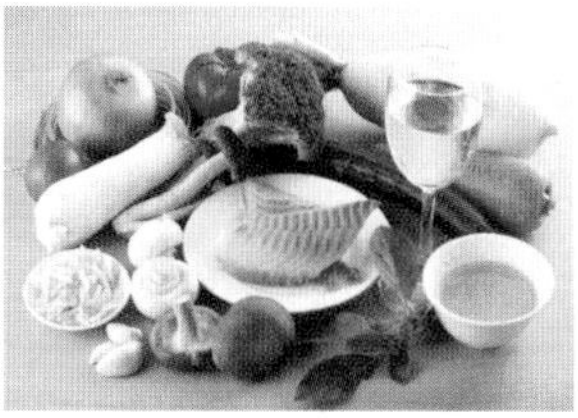

**・作法**

1 將〈材料C〉入鍋煮約20分鐘後，用果汁機打勻，回鍋煮滾備用。

2〈材料A〉鯛魚洗淨、切片，用胡椒鹽、白酒、檸檬汁略醃，再煎至八分熟；番茄橫切再切十字呈八塊扇形；杏鮑菇洗淨、切條；柳松菇洗淨、切段；香菇、洋菇洗淨、切片，所有菇類炒熟；九層塔洗淨，備用。

3〈材料B〉胡蘿蔔、白蘿蔔、小黃瓜洗淨、刨長絲；水蓮洗淨、切段；以上材料燙熟

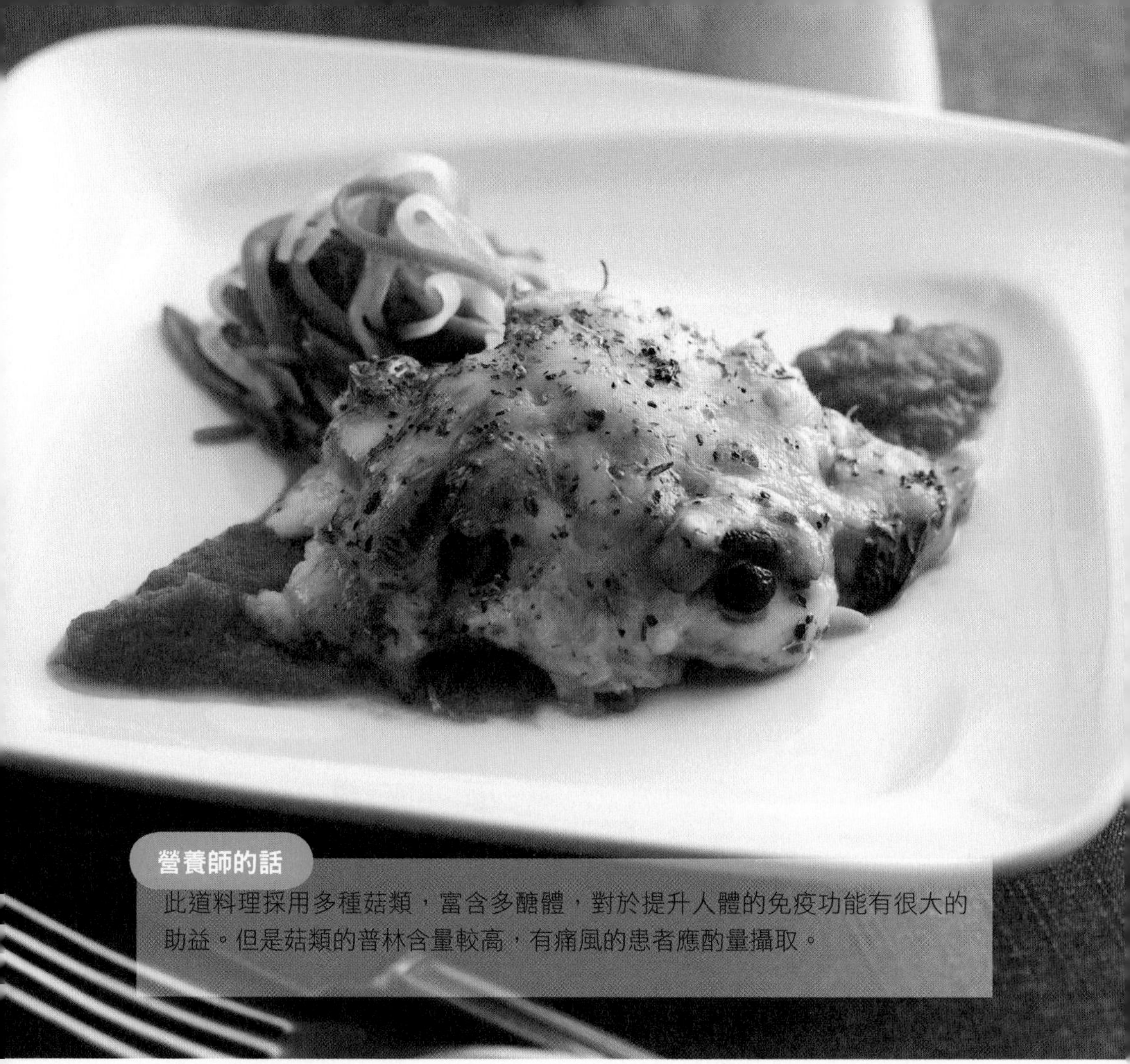

營養師的話

此道料理採用多種菇類，富含多醣體，對於提升人體的免疫功能有很大的助益。但是菇類的普林含量較高，有痛風的患者應酌量攝取。

調味。

4 烤盤塗油，放上鯛魚，依序鋪上菇類、番茄、九層塔、起士絲，淋上橄欖油，進烤箱以180℃烤約15分鐘。

5 盛盤時，以〈作法1〉的番茄醬做底，鋪上〈作法3〉的蔬菜絲，再放上魚肉，即可上桌享用。

## 烤海鮮串（2人份）

**・材料**

鮪魚 80克　蝦仁 80克
花枝 80克　紅甜椒 60克
洋蔥 60克　小黃瓜 60克
胡蘿蔔 12克　檸檬 1/2顆

**・調味料**

橄欖油 少許　胡椒鹽 少許

**・用具**

竹籤

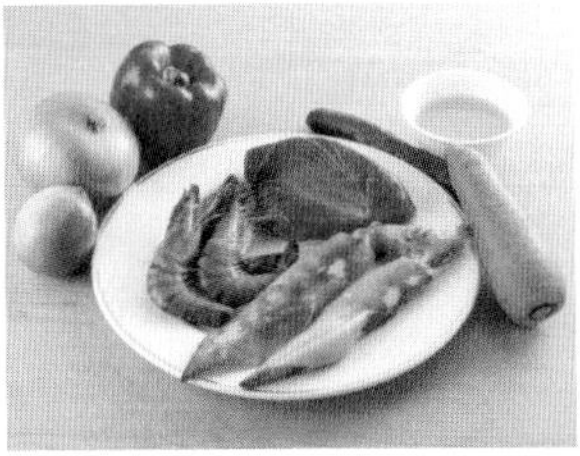

**・作法**

1 鮪魚洗淨、切塊；花枝洗淨、切片；蝦仁洗淨。
2 紅甜椒、洋蔥洗淨、切片；小黃瓜洗淨、切厚片；胡蘿蔔洗淨、去皮、切小丁。
3 用竹籤依序串上紅甜椒、洋蔥、小黃瓜、鮪魚肉；紅甜椒、洋蔥、小黃瓜、蝦仁；紅甜椒、洋蔥、小黃瓜、花枝，最後串上胡蘿蔔。
4 串好的海鮮串，先灑胡椒鹽，刷上橄欖油，以碳烤（或油煎）方式至熟。
5 盛盤時附上檸檬角，食用前可擠上檸檬汁，增加風味與營養。

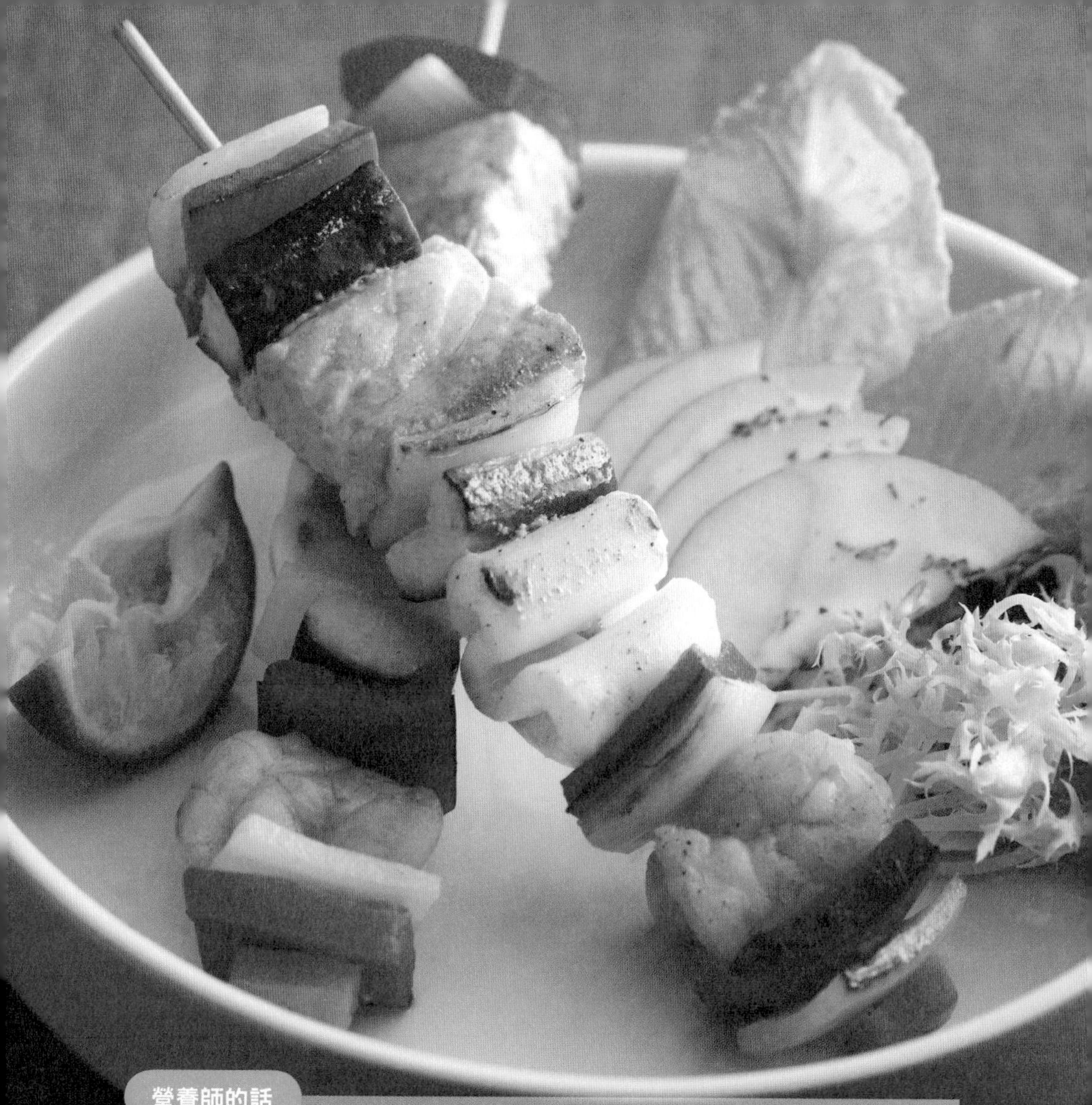

## 營養師的話

海鮮富含多元不飽和脂肪酸以及鋅、硒等特殊礦物質，營養豐富；使用燒烤的烹調方式，不僅可品嘗到食物的鮮味及原味，且無添加油烹調，可減少熱量的攝取，再搭配富含有維生素C的新鮮蔬菜，是輕食的好選擇。但切記勿高溫燒烤，不僅容易將食物烤焦，也易產生致癌物質，另外，應挑選新鮮的海鮮，因不新鮮的海鮮在製備過程中可能與其他食物交叉汙染，容易引起急性的食物中毒。

## 蒸圓鱈佐百菇醬（2人份）

**・材料A**

圓鱈 200克
胡椒鹽 少許
橄欖油 少許
白酒 少許
檸檬汁 少許

**・材料B**

洋蔥 10克
新鮮柳松菇 10克
新鮮珊瑚菇 10克
新鮮洋菇 10克
新鮮香菇 10克

**・材料C**

蘆筍 2支
紅甜椒 1/4個
胡蘿蔔 30克
玉米 30克

**・材料D**

南瓜 150克
鮮奶 25克
胡椒鹽 少許
荳蔻粉 少許

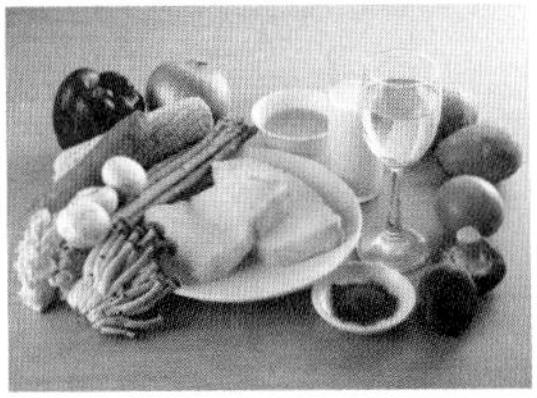

**・作法**

1 〈材料B〉洋蔥切碎；各種菇類洗淨，柳松菇、珊瑚菇切段；香菇、洋菇切片。
2 取蒸盤依序放入橄欖油、碎洋蔥、圓鱈、各種菇類，灑上胡椒鹽，淋上白酒、檸檬汁後，蓋上鋁箔紙，大火蒸約10分鐘後，取出圓鱈備用。將蒸魚的湯汁與菇類，倒入平底鍋中加熱濃縮，即為百菇醬。
3 〈材料C〉蘆筍洗淨、去除粗纖維、切段；紅甜椒洗淨、切片；胡蘿蔔去皮、取尾段對切；所有蔬菜汆燙，以胡椒鹽調味，胡蘿蔔劃刀成扇形；玉米用刀片下一片。
4 將南瓜切塊、蒸熟壓泥，以荳蔻粉、鮮奶、胡椒鹽調味。
5 盛盤時，以〈作法4〉的南瓜泥鋪底，放上圓鱈，並以〈作法3〉的蔬菜裝飾，最後淋上濃縮百菇醬即可。

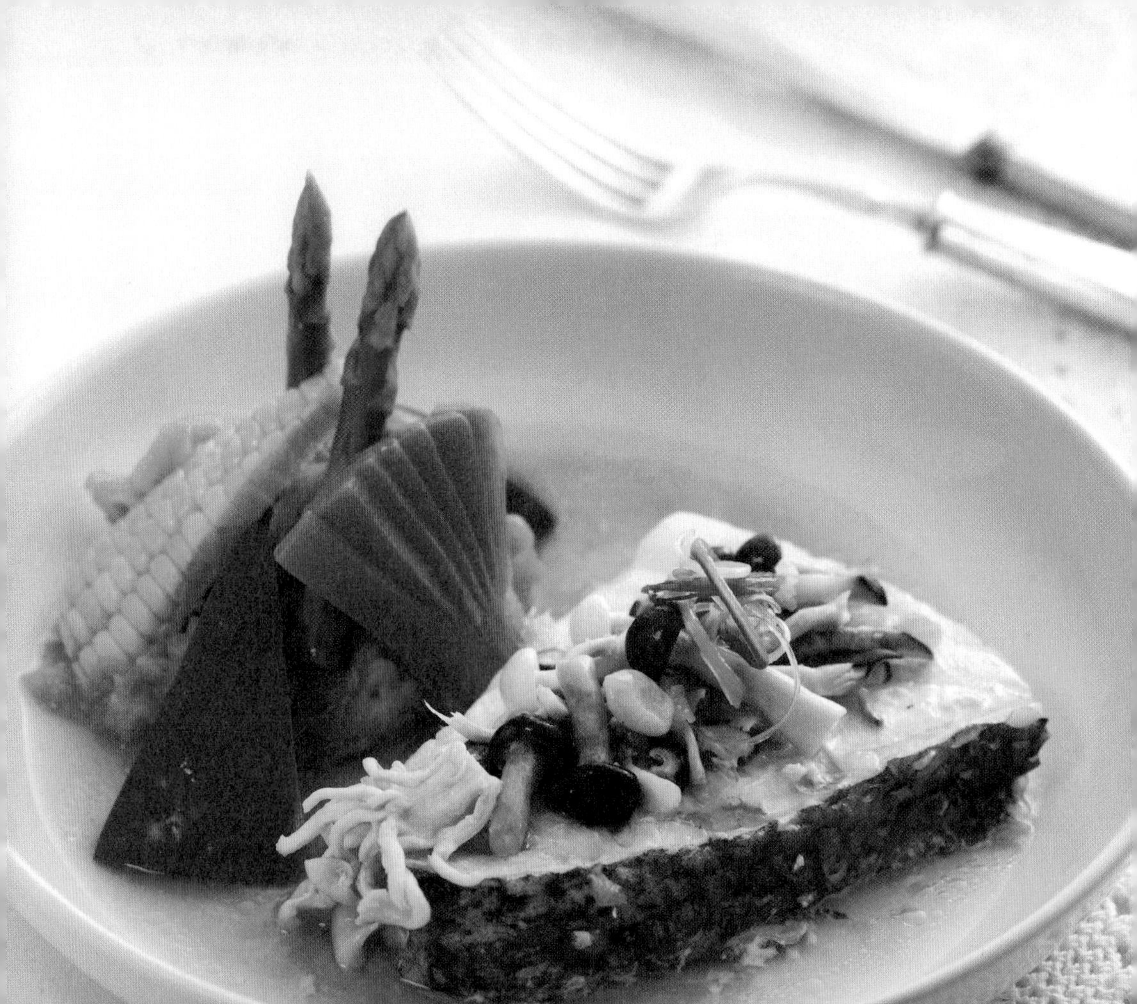

**營養師的話**

鱈魚為深海魚類，富含EPA、DHA，可清除血液中過多的膽固醇，減少心血管疾病的發生，搭配菇類及南瓜中的高纖維，實有加乘的效果。南瓜的澱粉含量較高，屬於主食類，糖尿病患者應注意分量的攝取。另外，百菇醬的普林含量較高，建議有痛風的患者應斟酌食用，或可改用其他調味料取代。

## 香煎鮭魚附炒柳松菇（2人份）

**・材料**

| | | | |
|---|---|---|---|
| 鮭魚腓力 | 160克 | 馬鈴薯 | 30克 |
| 黑豆 | 10克 | 黃豆 | 10克 |
| 青豆仁 | 20克 | 玉米粒 | 10克 |
| 柳松菇 | 80克 | 紅蔥頭 | 20克 |

**・調味料**

| | | | |
|---|---|---|---|
| 橄欖油 | 少許 | 南瓜籽油 | 10克 |
| 白酒 | 20克 | 檸檬汁 | 15克 |
| 麵粉 | 少許 | 胡椒鹽 | 少許 |
| 巴西里 | 5克 | | |

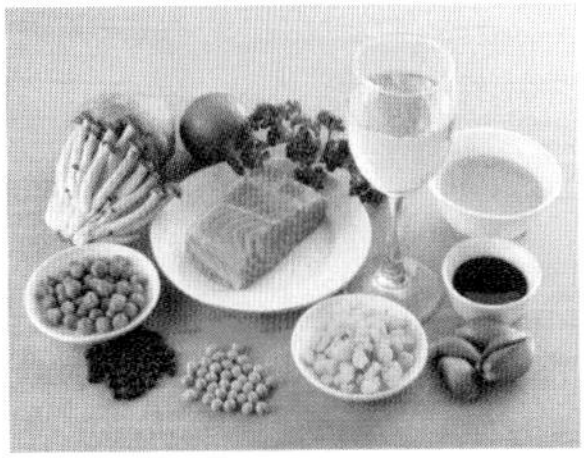

**・作法**

1. 鮭魚腓力洗淨，用胡椒鹽、白酒、檸檬汁略醃後，沾少許麵粉，入鍋以橄欖油煎至兩面微微焦黃。
2. 將柳松菇洗淨、切段；紅蔥頭洗淨、切碎。
3. 備一熱鍋，下南瓜籽油，將柳松菇炒香，再放入紅蔥頭翻炒，以白酒增香，加入檸檬汁後，以胡椒鹽調味，取出備用。
4. 馬鈴薯去皮、切丁後，水煮至半熟；巴西里切碎。接著將半熟的馬鈴薯回鍋快炒至熟，加入碎巴西里調味後，起鍋備用。
5. 黑豆、黃豆先泡水後，用冷水將黑豆、黃豆煮滾至透；青豆仁洗淨；玉米粒瀝乾水分。入鍋以橄欖油將豆類炒熟，並以胡椒鹽調味即可。
6. 盛盤時，以馬鈴薯丁鋪底，依序放上鮭魚、菇類，並以豆類作盤飾。

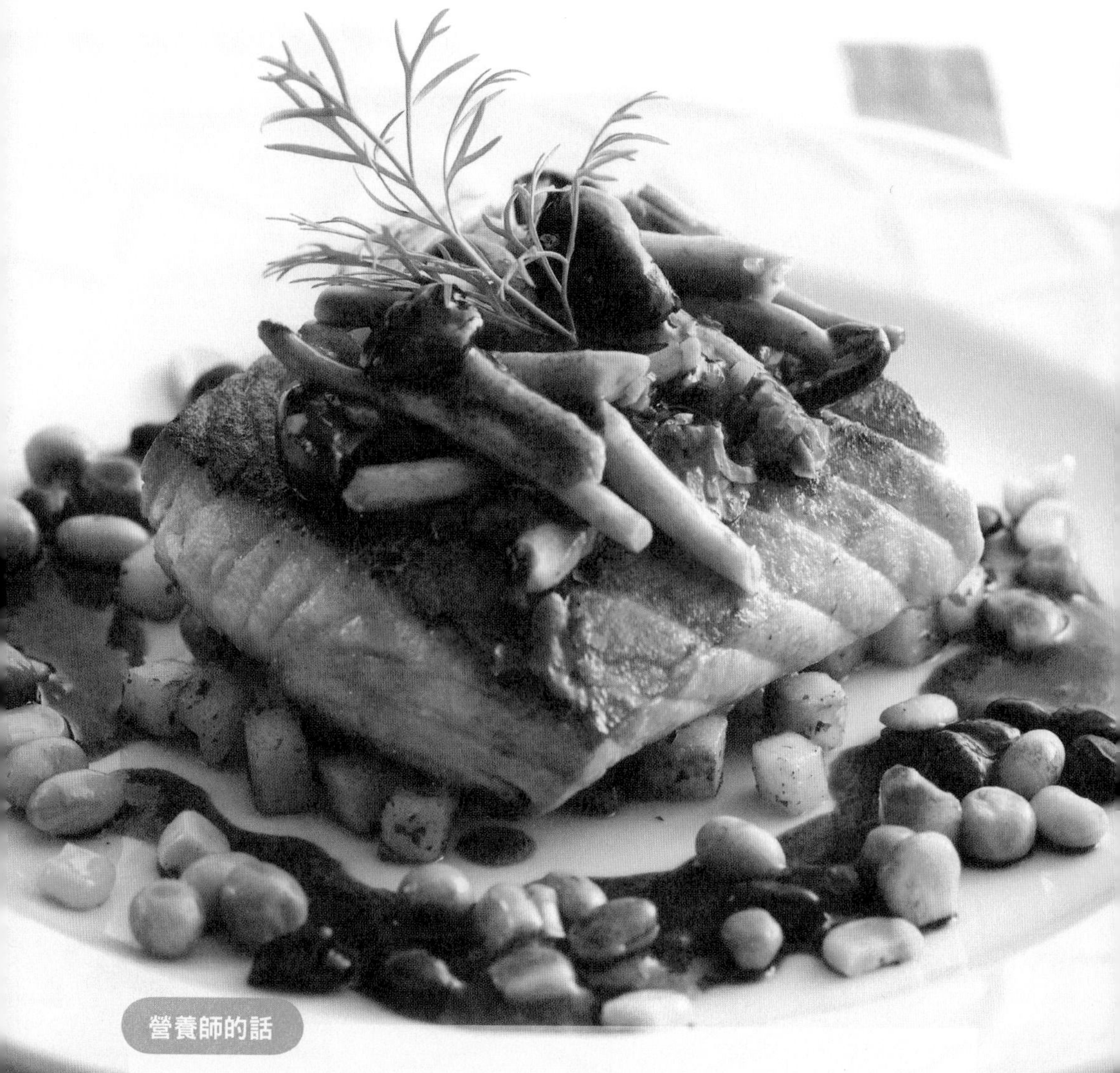

## 營養師的話

鮭魚富含的DHA及EPA能降低膽固醇、活化腦細胞、抗發炎、預防心血管疾病。柳松菇則含有豐富的纖維素，具有促進膽固醇代謝及增加腸胃道蠕動的功能。此外，鮭魚含有豐富的ω-3不飽和脂肪酸，料理時不適合使用油炸的高溫烹調方式，以免造成脂肪酸變質。

## 水波鯖魚捲佐檸檬南瓜醬（2人份）

**・材料A**
鯖魚 180克
白酒 少許
檸檬汁 少許
胡椒鹽 少許

**・材料C**
綠花椰菜 40克
胡蘿蔔 30克
娃娃菜 30克

**・材料E**
樹子 少許
白酒 30克
青蔥 少許
辣椒 少許

**・用具**
保鮮膜
牙籤
棉線

**・材料B**
南瓜 40克
杏鮑菇 20克
魚漿 40克

**・材料D**
客家粄條 160克
太白粉 少許
醬油 少許
橄欖油 少許

**・材料F**
魚高湯 120克
胡椒鹽 少許
南瓜 60克
洋蔥 10克
樹子汁 少許
大蒜 10克
新鮮迷迭香 5克

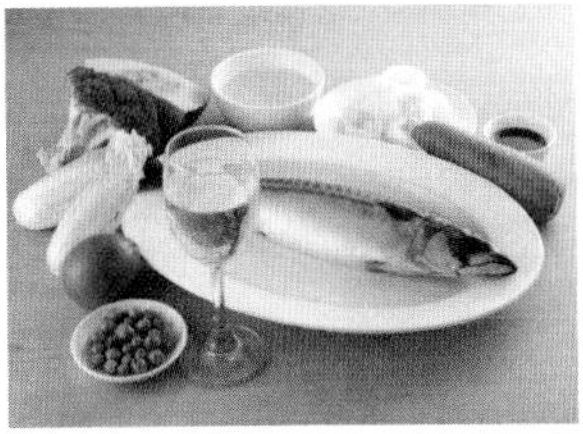

## ・作法

1 〈材料A〉鯖魚洗淨去骨，用少許白酒、檸檬汁、胡椒鹽略醃。

2 〈材料B〉南瓜洗淨、去皮、切條；杏鮑菇洗淨、切條。

3 〈材料C〉綠花椰菜、娃娃菜洗淨、汆燙後，以胡椒鹽調味；胡蘿蔔洗淨、煮熟調味後，剖半劃刀成扇形。

4 〈材料D〉客家粄條用熱水汆燙後，以太白粉水炒過，加入醬油調味。

5 〈材料E〉樹子用白酒烹煮後備用；青蔥、辣椒洗淨、切絲。

6 〈材料F〉南瓜切塊、蒸熟、壓成泥，加入魚高湯、新鮮迷迭香、洋蔥、大蒜、少許白酒、樹子汁，放入果汁機打勻，回鍋煮滾備用。

7 將〈作法1〉的鯖魚片塗魚漿，再放南瓜條、杏鮑菇條捲起，兩端用魚漿封口後，用保鮮膜包起，兩端用棉線綁緊，在保鮮膜上用牙籤戳幾個洞，擠出空氣，再包覆一層保鮮膜，兩端再用棉線重複綁緊。

8 煮一鍋水，以80℃烹煮鯖魚捲約20分鐘後，取出切成4份。

9 上桌時用粄條鋪底，放上鯖魚捲，以綠花椰菜、胡蘿蔔、娃娃菜、青蔥絲、辣椒絲盤飾。附南瓜泥醬汁及樹子。

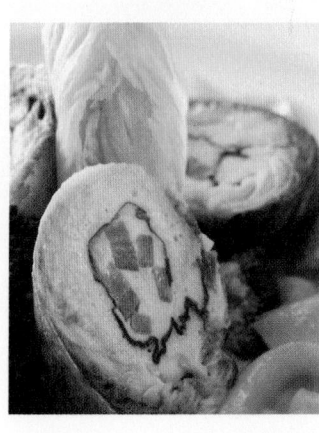

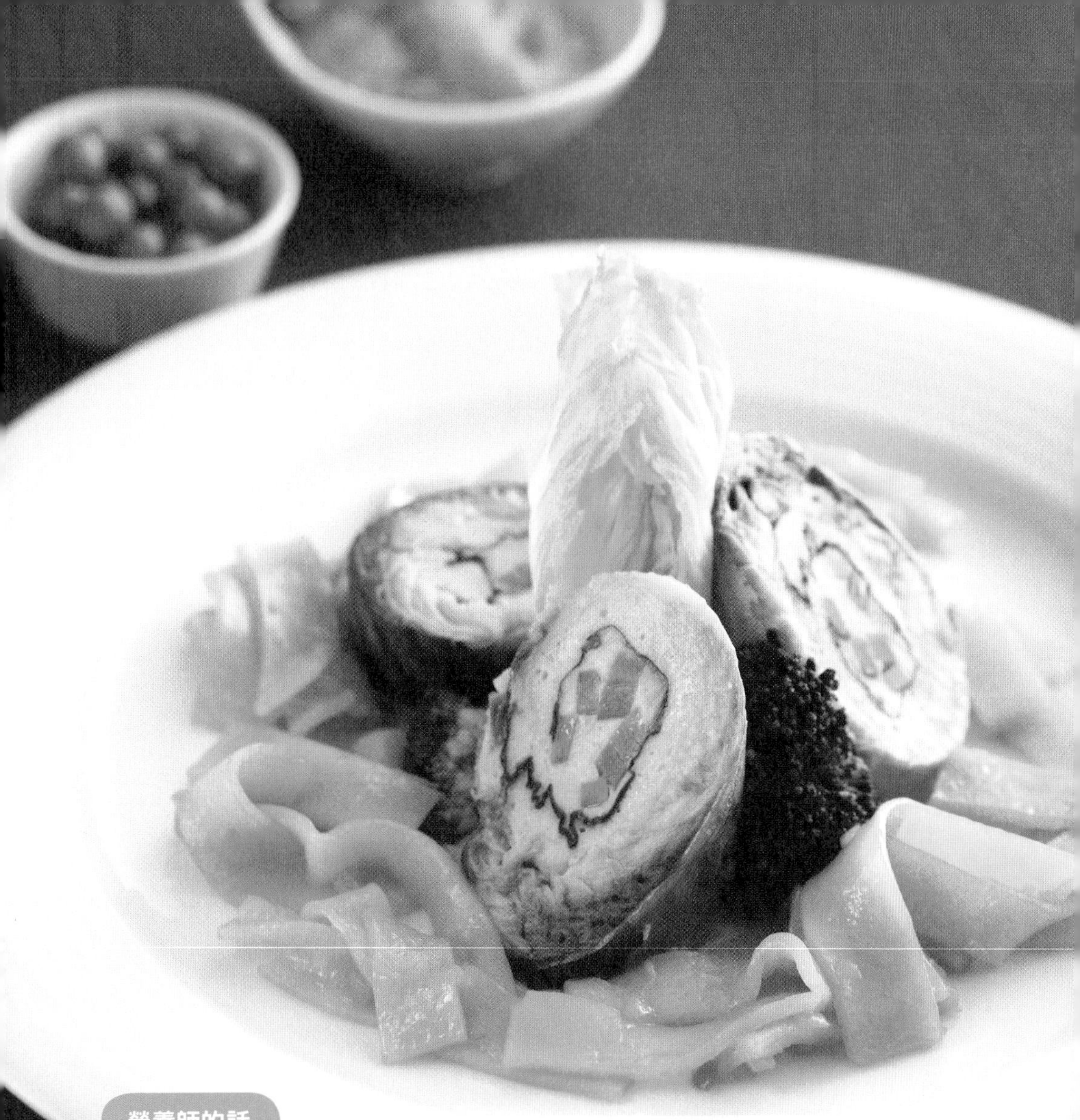

## 營養師的話

鯖魚含有豐富的EPA及DHA，具有降低膽固醇及預防心血管疾病的功效，是營養價值高又便宜的魚類。此道料理在鯖魚裡面包的蔬菜，可增加膳食纖維的攝取，特別的是以80℃的低溫水煮方式，保留魚油及蔬菜中的營養素。但是，要特別提醒，粄條及南瓜是澱粉含量較多的主食類食物，糖尿病患者應取代主食類的攝取分量。

# 烤里肌捲佐鮪魚醬（10人份）

**・材料A**

- 豬里肌 600克
- 水蓮 100克
- 苜蓿芽 40克
- 鯷魚 50克
- 乾香菇 70克
- 紅甜椒 200克
- 酸豆 40克
- 鯷魚油 15克
- 乾金針花 60克
- 蘿蔓生菜 135克
- 罐頭鮪魚 260克

**・材料B**

- 胡蘿蔔 100克
- 青蒜苗 30克
- 西洋芹 50克
- 洋蔥 100克
- 迷迭香 少許
- 月桂葉 3片
- 黑胡椒粒 8粒

**・調味料**

- 沙拉油 少許
- 白酒 50克
- 檸檬汁 80克
- 美乃滋 210克
- 胡椒鹽 少許
- 雞高湯 80克

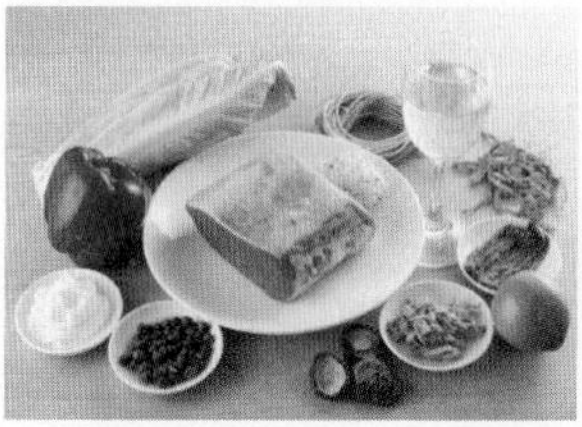

**・作法**

1 將〈材料B〉蔬菜洗淨、切小塊，與香料拌勻後平鋪在烤盤上。

2 里肌肉洗淨後灑上胡椒鹽，下鍋煎至金黃色，放在〈材料B〉上入烤箱，以80℃烤約4小時，取出待冷後，切薄片。

3 乾香菇泡水洗淨、切絲並炒香；金針花泡水清洗後，用高湯煨20分鐘取出放冷；水蓮洗淨、切段、汆燙後，放入冰開水中泡冷，取出；紅甜椒洗淨、切條，略微汆燙；蘿蔓生菜洗淨，切成約5公分的小段；苜蓿芽洗淨、瀝乾。

4 將罐裝鮪魚漬汁壓乾，放入食物調理機中，再加入鯷魚、鯷魚油打成泥，接著加入白酒、酸豆、檸檬汁、美乃滋打勻，即為鮪魚醬汁（若酸味不足可加酸豆汁）。

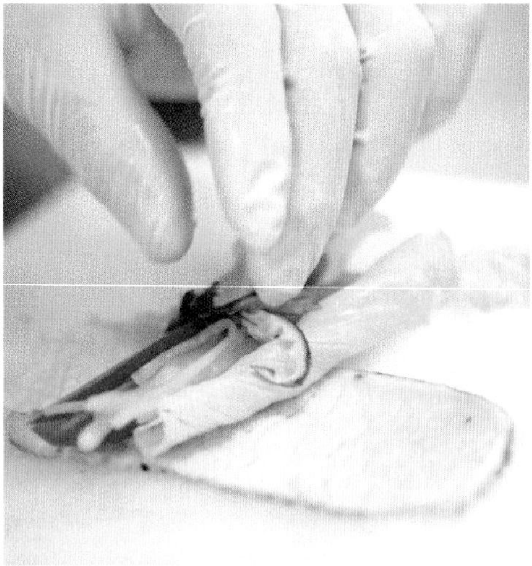

5 取一肉片抹上鮪魚醬，鋪上香菇、金針花、水蓮、紅甜椒、蘿蔓生菜、苜蓿芽後，再抹一層鮪魚醬，捲起盛盤，即可上桌。

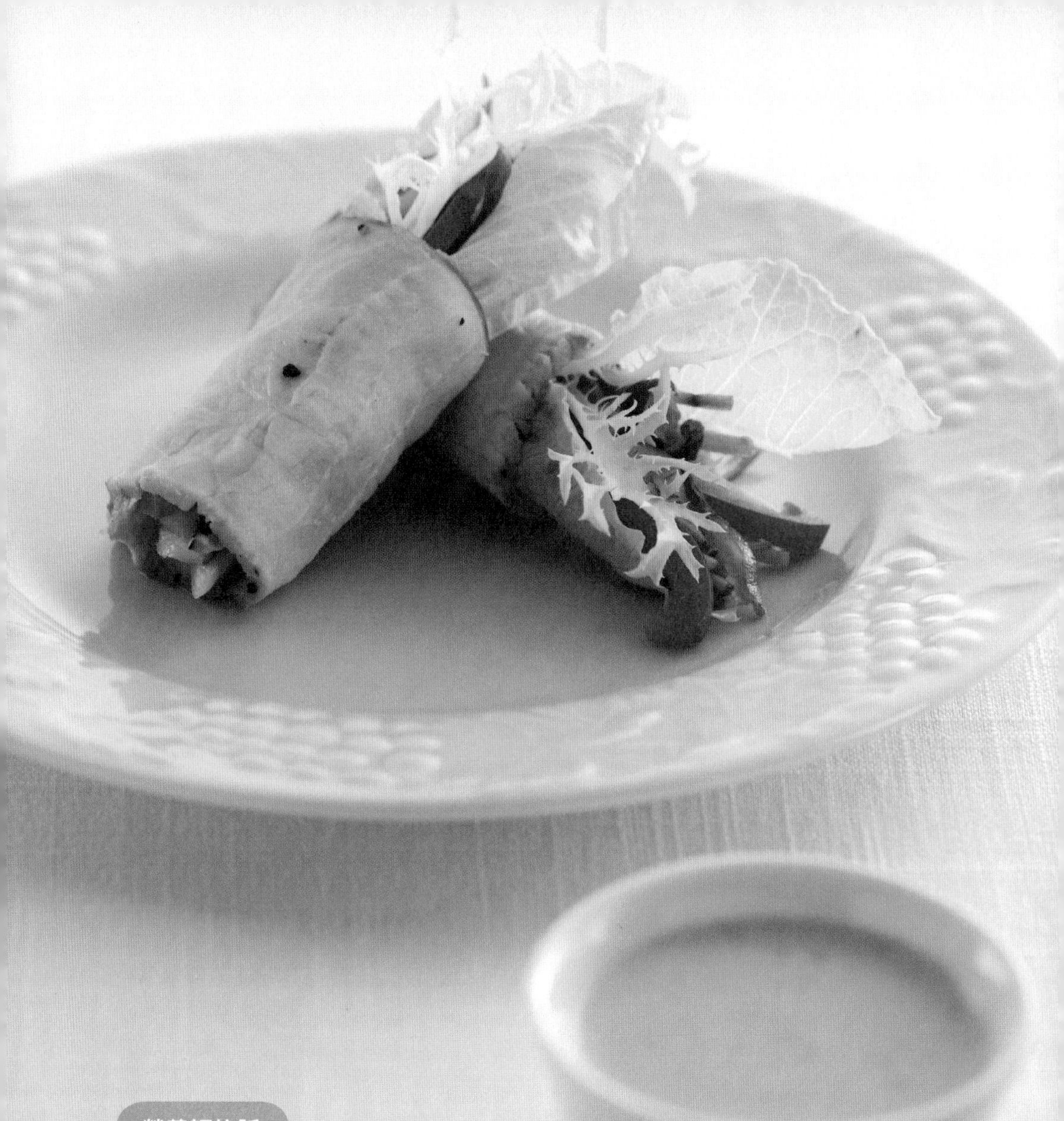

**營養師的話**

本道料理是將整塊里肌肉先煎過，再用烤箱低溫烤熟，鎖住肉汁也保持肉類原有的軟嫩度。低溫烹調的料理方式可保留食物更多的營養價值，同時又捲入多種蔬菜，讓營養更均衡。鮪魚製作的醬汁含有豐富的EPA、DHA，加入酸豆和檸檬汁有解油膩的功效。

## 南洋咖哩雞（6人份）

**・材料**

| | | | |
|---|---|---|---|
| 光雞 | 1隻 | 馬鈴薯 | 200克 |
| 洋蔥 | 150克 | 胡蘿蔔 | 200克 |
| 紅蔥頭 | 50克 | 大蒜 | 40克 |
| 薑 | 30克 | 紅辣椒 | 2條 |

**・調味料**

| | | | | | |
|---|---|---|---|---|---|
| 橄欖油 | 少許 | 香茅 | 4支 | 肉桂棒 | 2根 |
| 椰漿 | 1罐 | 沙拉油 | 少許 | 咖哩葉（乾） | 2.5克 |
| 麵粉 | 少許 | 胡椒鹽 | 少許 | 雞高湯 | 2升 |
| 八角 | 3個 | 薑黃粉 | 30克 | | |

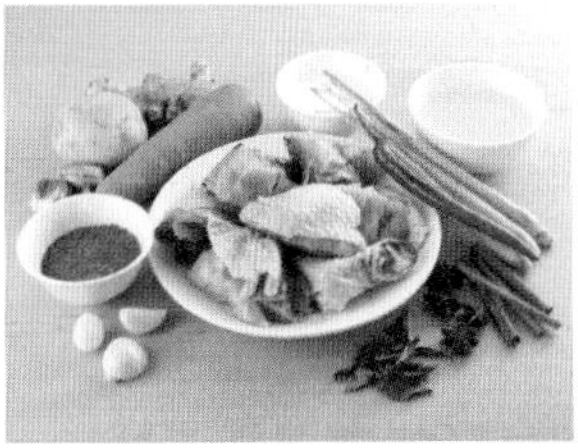

**・作法**

1 雞洗淨、切塊，用胡椒鹽、少許薑黃粉略醃後，沾麵粉下鍋用橄欖油煎至焦黃，備用。

2 馬鈴薯、胡蘿蔔去皮、切塊；洋蔥切片；紅蔥頭、大蒜去膜拍破；辣椒拍破；薑切片，備用。

3 取一炒鍋放入沙拉油，爆香紅蔥頭，直到呈焦黃，放入八角、肉桂棒炒香，再放入咖哩葉、香茅、薑黃粉，分三次各加入150克雞高湯拌炒，每次炒乾後再放高湯，最後倒入剩餘高湯煮滾後，放入雞肉和洋蔥一起燉煮。

4 待雞肉煮熟後，加入胡蘿蔔、馬鈴薯煮透，並以椰漿、胡椒鹽調味，即可上桌。

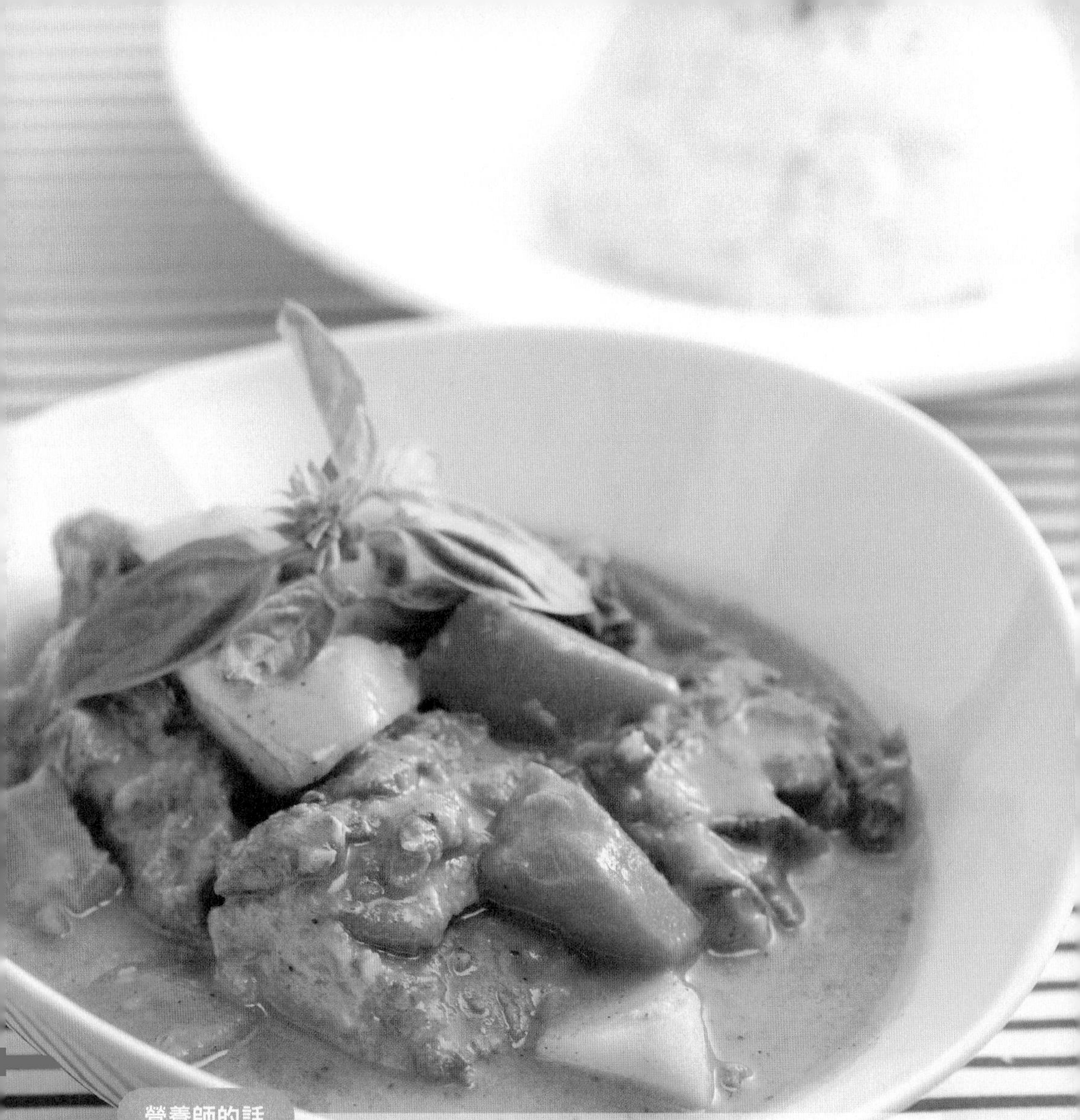

**營養師的話**

此道料理使用洋蔥、紅蔥頭、大蒜、薑、紅辣椒等，富含多種的抗氧化物的食材，避免心臟血管受到氧化自由基的傷害，具有極佳的保護作用；但對於胃腸道潰瘍者，刺激性的辛香料，可能使病情惡化，應避免食用。另外，馬鈴薯及麵粉都屬於主食類，糖尿病患者應酌量取代主食類攝取，或可使用蘿蔔取代馬鈴薯，避免攝取過多醣類。

## 鄉村番茄洋蔥雞（2人份）

**・材料**

雞腿 1隻　大蒜 25克
洋蔥 50克　番茄 200克

**・調味料**

濃縮番茄 160克　白酒 100克　番茄糊 40克
奧利岡 1小匙　胡椒鹽 少許　橄欖油 10克
義大利香料 少許　月桂葉 2片　雞高湯 300克

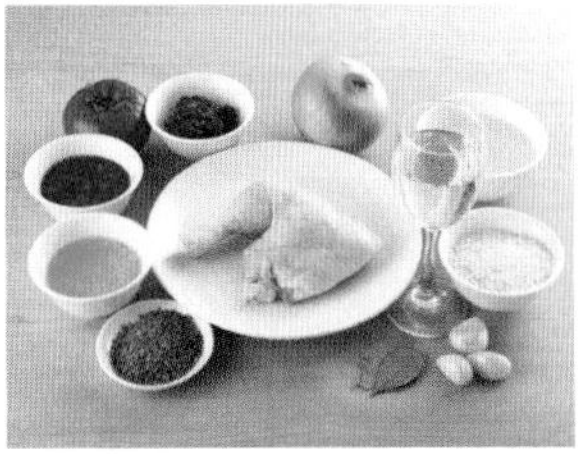

**・作法**

1 雞腿洗淨後，用廚房紙巾吸乾水分，再以白酒、胡椒鹽略醃。
2 洋蔥、番茄洗淨、切塊；大蒜切碎；月桂葉、奧利岡等香料放入紗布袋中。
3 取一平底鍋，以橄欖油將雞腿煎至焦黃，取出。原鍋放入大蒜、洋蔥爆香，加入番茄炒乾，再放入番茄糊，湯汁收乾後，淋上白酒增香，再加入濃縮番茄煮滾，最後倒入雞高湯，放入香料袋，煮滾後轉小火，放入雞腿燜煮約30分鐘後，以胡椒鹽調味。
4 取出雞腿，淋上醬汁，最後灑上義大利香料即可。

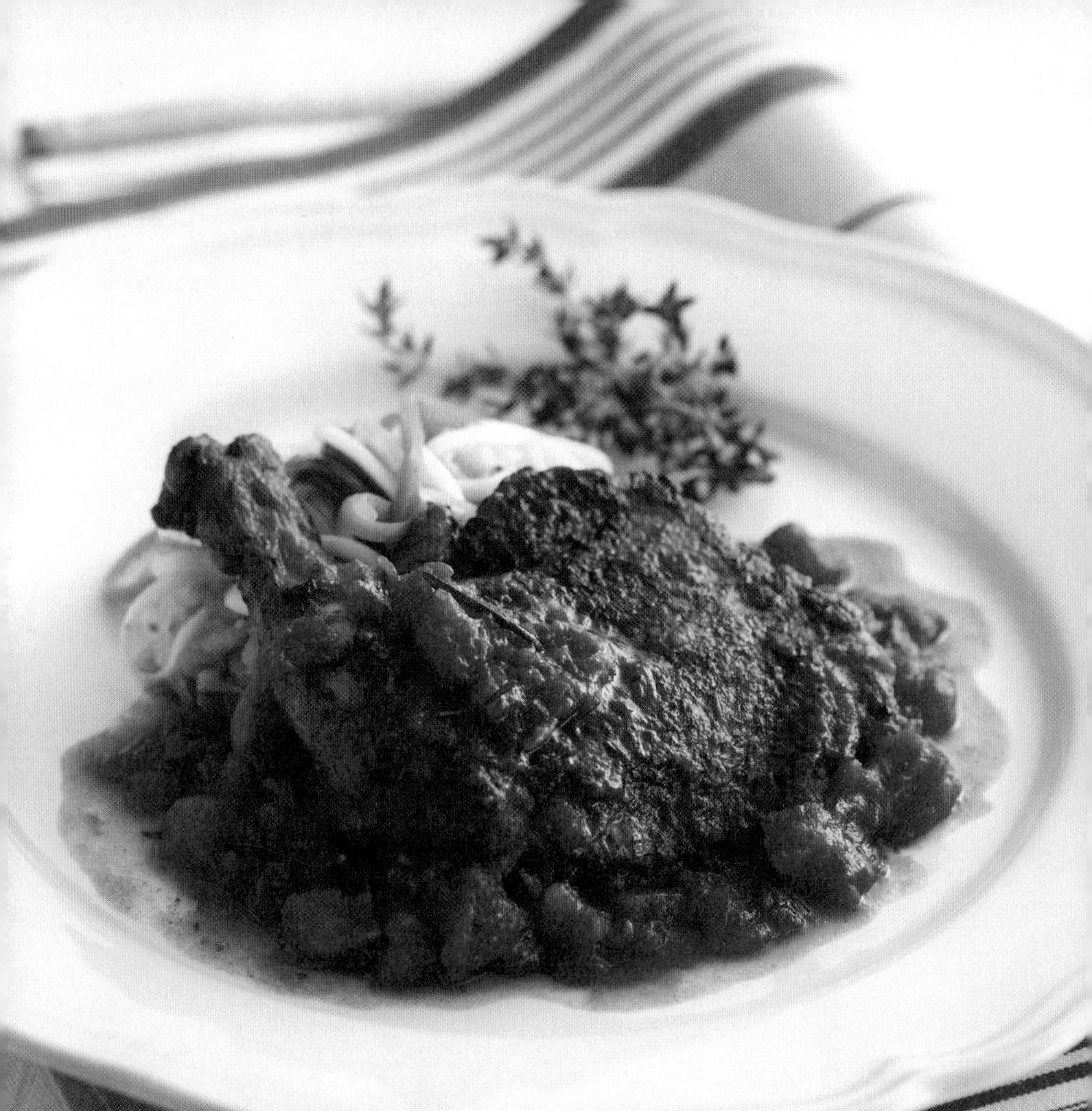

**營養師的話**

洋蔥、大蒜、番茄都富含維生素C，是極強的抗氧化物，是烹調中極佳的調味料。另外如想降低熱量攝取，可以用低脂的雞胸肉來取代；但如要增加鐵質吸收，可以用牛肉來取代，再加上維生素C高的蔬菜，更可以幫助鐵質的吸收。

## 烤雞肉串（2人份）

**・材料**

雞胸肉 200克
黃甜椒 60克
小黃瓜 60克
薄荷 1克
紅甜椒 60克
洋蔥 60克
胡蘿蔔 12克

**・調味料**

橄欖油 10克
檸檬汁 5克
胡椒鹽 少許
原味優格 120克
蜂蜜 5克

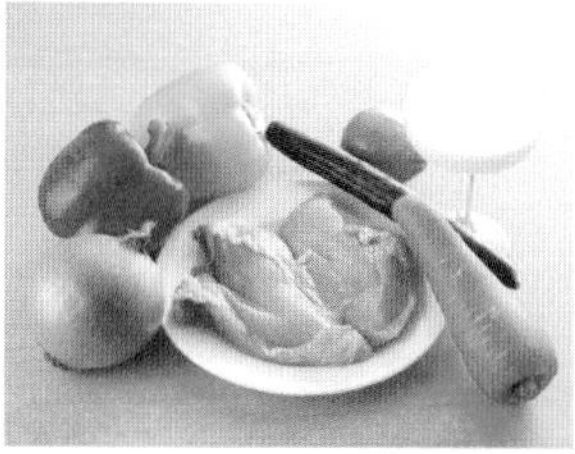

**・用具**

竹籤

**・作法**

1 雞肉洗淨後切成2公分立方塊；洋蔥、紅甜椒、黃甜椒、小黃瓜洗淨、切片；胡蘿蔔去皮、切小丁。
2 將原味優格、檸檬汁、蜂蜜、薄荷混合後，以胡椒鹽調味。
3 以竹籤依序串入洋蔥、紅甜椒、黃甜椒、小黃瓜、胡蘿蔔、雞肉（依此順序串二至三節），串好的雞肉串灑上胡椒鹽後，刷上橄欖油，碳烤或油煎至熟。
4 上桌時可附〈作法2〉的優格醬汁，依個人喜好酌量沾取。

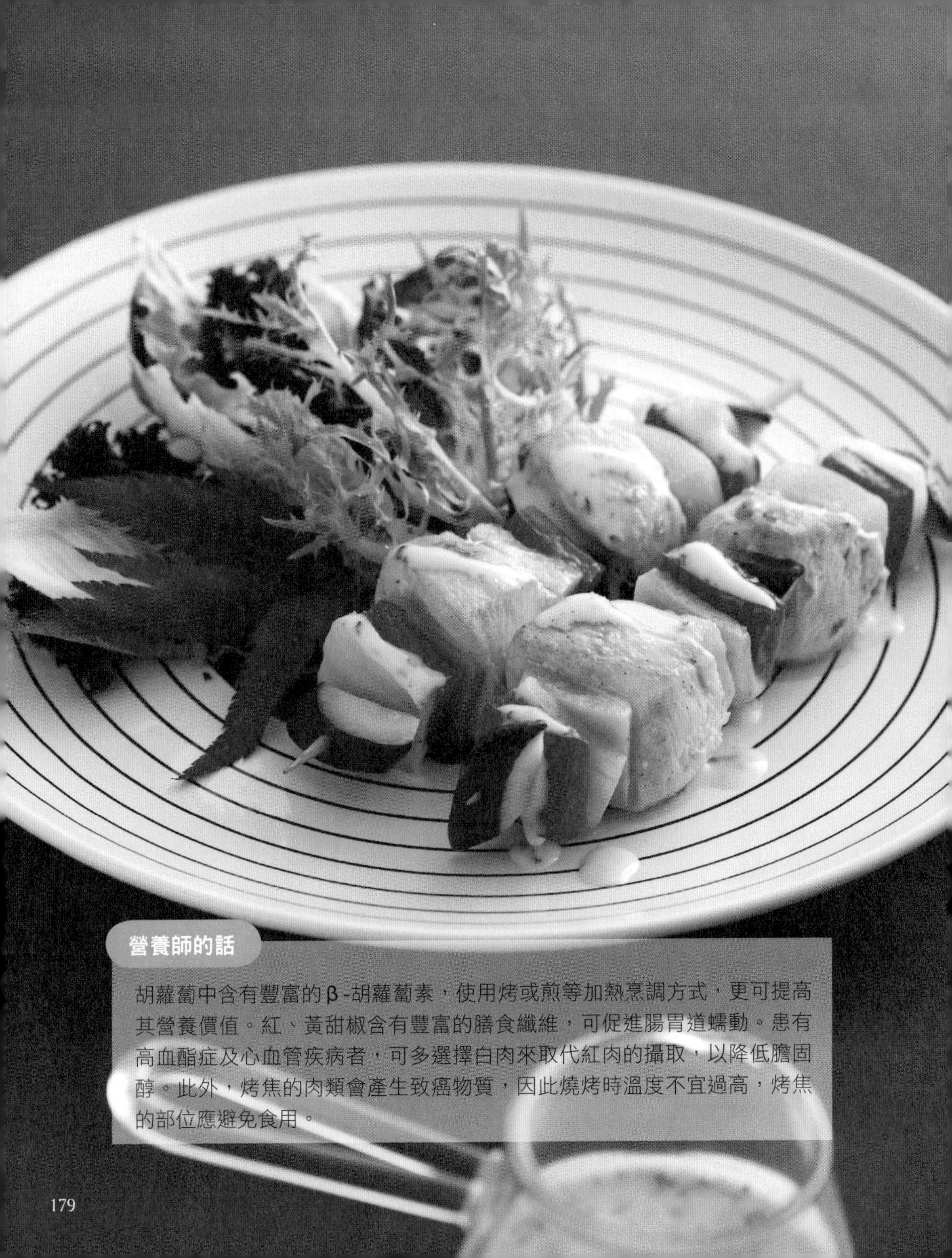

## 營養師的話

胡蘿蔔中含有豐富的β-胡蘿蔔素，使用烤或煎等加熱烹調方式，更可提高其營養價值。紅、黃甜椒含有豐富的膳食纖維，可促進腸胃道蠕動。患有高血脂症及心血管疾病者，可多選擇白肉來取代紅肉的攝取，以降低膽固醇。此外，烤焦的肉類會產生致癌物質，因此燒烤時溫度不宜過高，烤焦的部位應避免食用。

## 蔬菜燉肉（6人份）

**・材料**

| | | | |
|---|---|---|---|
| 梅花肉 | 500克 | 大蒜 | 60克 |
| 洋蔥 | 80克 | 洋菇 | 100克 |
| 胡蘿蔔 | 80克 | 西洋芹 | 60克 |
| 綠花椰菜 | 6小朵 | 番茄 | 80克 |
| 蘋果 | 180克 | 黃豆 | 80克 |

**・調味料**

| | | | |
|---|---|---|---|
| 橄欖油 | 少許 | 白酒 | 30克 |
| 蘋果西打 | 200克 | 麵粉 | 15克 |
| 百里香 | 1/2小匙 | 月桂葉 | 5片 |
| 奧利岡 | 1/2小匙 | 胡椒鹽 | 少許 |
| 鼠尾草 | 1/2小匙 | 雞高湯 | 1升 |

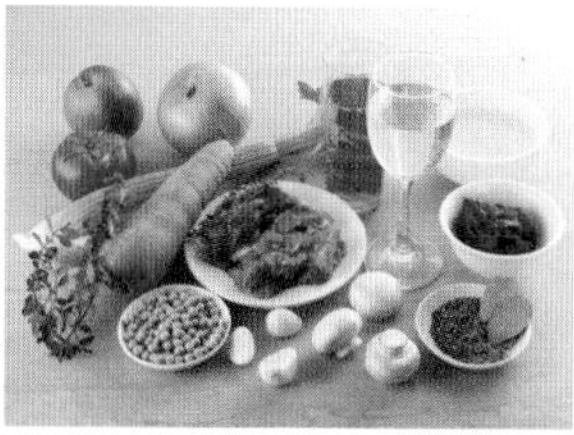

**・作法**

1 梅花肉洗淨、切大塊，用胡椒鹽、少許白酒略醃後，沾麵粉煎至金黃。
2 大蒜去膜、拍碎；洋蔥切片；洋菇洗淨、對切；胡蘿蔔、蘋果去皮、切塊；西洋芹、番茄洗淨、切塊；綠花椰菜洗淨、燙熟；月桂葉、奧利岡、百里香、鼠尾草裝入紗布袋中備用。
3 黃豆泡水3小時，瀝乾備用。
4 利用煎梅花肉的餘油炒大蒜、洋蔥、洋菇、胡蘿蔔、西洋芹、番茄、黃豆炒到收乾，加入白酒、蘋果西打、高湯、豬肉、蘋果，放入香料袋煮滾後，轉小火煮約40分鐘。
5 盛盤時以綠花椰菜裝飾。

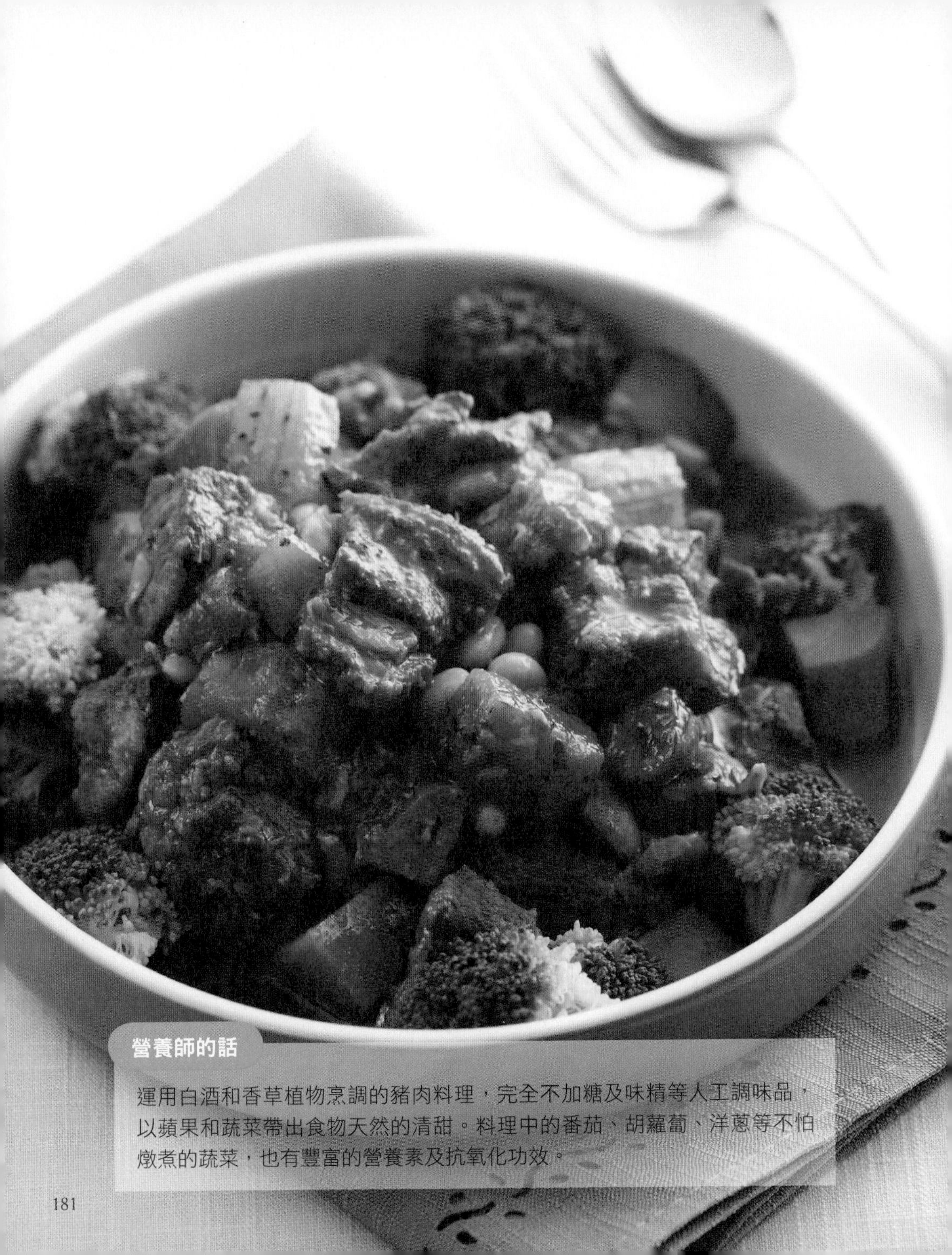

**營養師的話**

運用白酒和香草植物烹調的豬肉料理，完全不加糖及味精等人工調味品，以蘋果和蔬菜帶出食物天然的清甜。料理中的番茄、胡蘿蔔、洋蔥等不怕燉煮的蔬菜，也有豐富的營養素及抗氧化功效。

飲品

## 香橙鮮蔬汁

（1人份）

**・材料**

胡蘿蔔 80克　西洋芹 80克
小黃瓜 80克　柳橙汁 240克

**・作法**

1 將蔬菜洗淨、切大粗條狀，用果汁機打勻。
2 將蔬菜汁加入柳橙汁調勻，即可飲用。

**▲西芹味道較重，可依個人喜好，添加蜂蜜或檸檬汁調味。**

**營養師的話**

用喝的營養不費力！胡蘿蔔、西洋芹、小黃瓜等蔬菜，擁有多種植化素，加上富含維生素C的柳橙汁，是一道營養健康的美味飲品。其中蔬菜渣是膳食纖維，能促進腸胃蠕動、幫助排便，最好可以一起飲用，營養更加分。此道飲品因為含有豐富的營養素，與空氣接觸容易氧化變色，應儘速喝完。

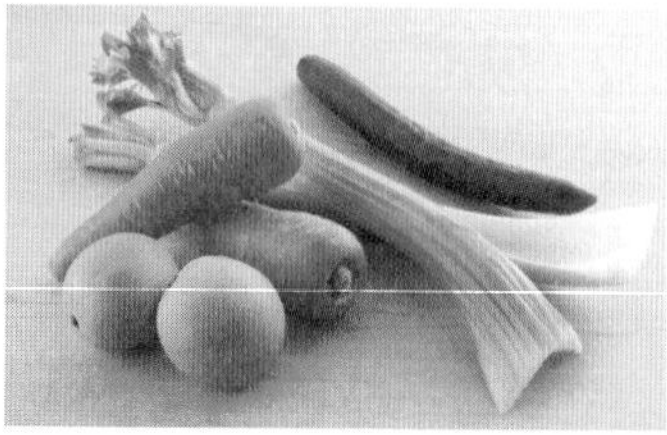

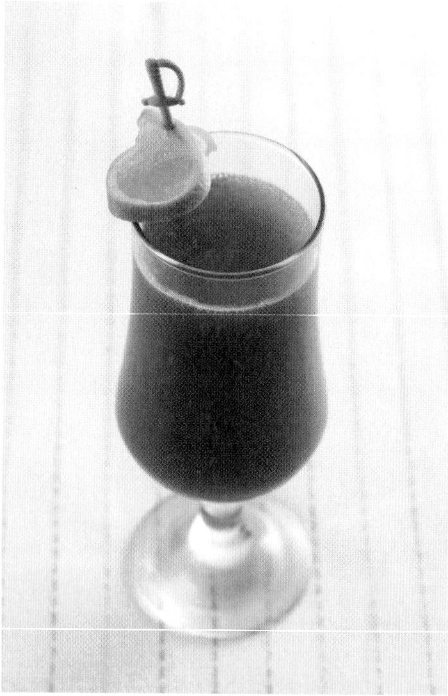

## 芒果鮮蔬飲

(1人份)

**・材料**

胡蘿蔔 80克　西洋芹 80克
小黃瓜 80克　芒果 240克

**・作法**

1 將蔬菜洗淨、切大粗條狀，用果汁機打勻。
2 芒果去皮、切塊，加入果汁機內，與蔬菜汁打勻後，即可飲用。

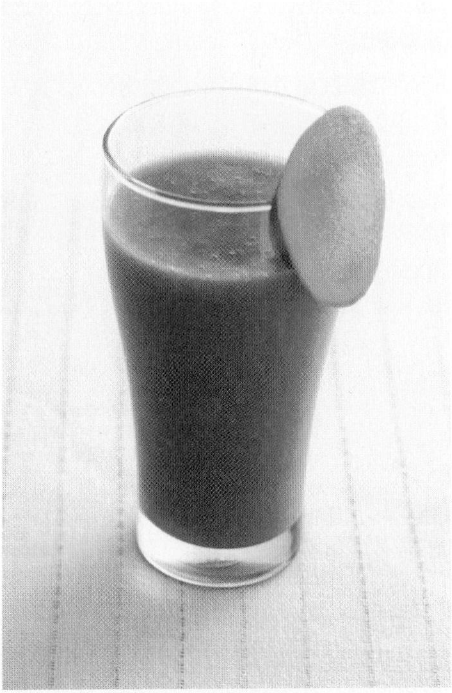

**營養師的話**

芒果和胡蘿蔔均含有豐富的β-胡蘿蔔素，讓此道飲品抗氧化力更加強。對芒果過敏的朋友，可將芒果改成其他的水果。

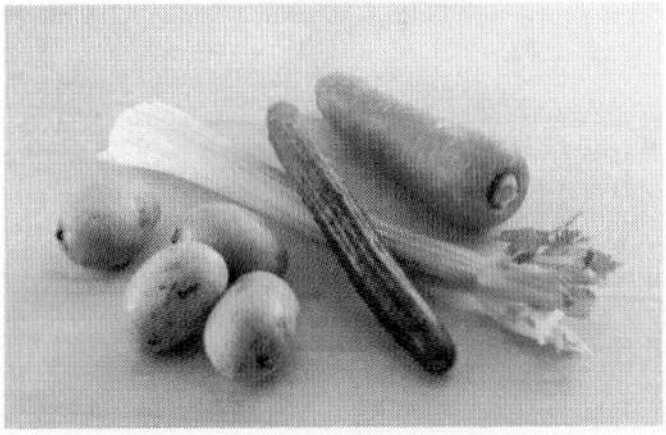

# 清新藍莓鮮橙汁

（1人份）

**・材料**

新鮮藍莓 360克

柳橙汁 270克

**・作法**

1 將柳橙汁與藍莓倒入果汁機中，打勻濾渣後，即可飲用。

2 甜度不夠可酌量添加蜂蜜。

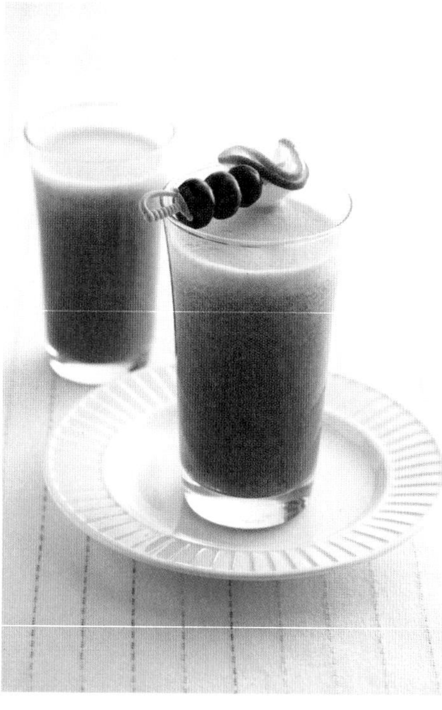

**營養師的話**

藍莓中含有超強抗氧化力和增強記憶力的營養素。因藍莓是進口水果，如果買不到新鮮藍莓，也可以用藍莓乾或藍莓醬取代。但是，如果使用藍莓醬製作此飲品，因藍莓醬是加糖製作的果醬，若有糖尿病的患者，就不建議選用了。

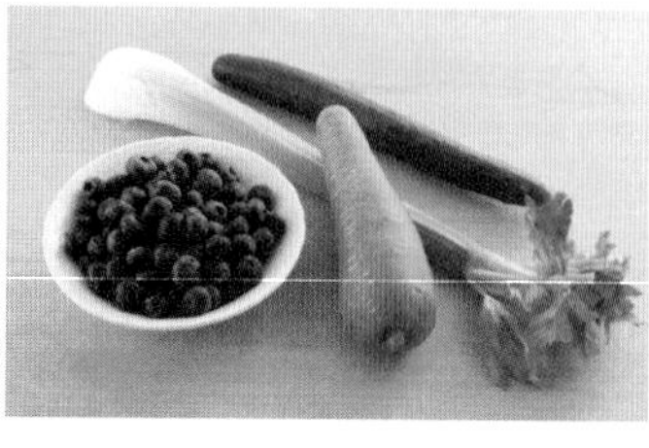

# 鮮果綠茶（1人份）

**・材料**

草莓 10克　蘋果 10克
奇異果 10克　鳳梨 10克
柳橙 10克　綠茶包 1包
熱開水 300克　蜂蜜 少許

**・作法**

1 將所有水果洗淨、切丁，放入濾杯中。
2 將綠茶包放入茶壺中，以熱開水浸泡約3-4分鐘，待綠茶降溫後，再放上濾杯，依個人口味調入蜂蜜，即可飲用。

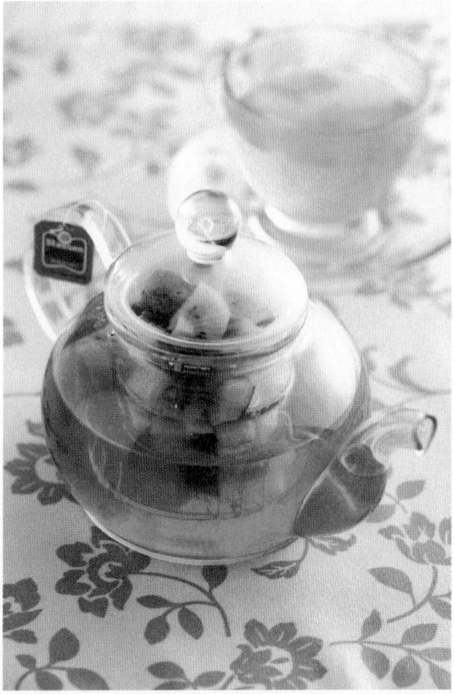

**營養師的話**

因為水果中富含維生素C，高溫會使營養素流失，因此要等綠茶降溫後，再放入水果，以獲得較多的營養素。綠茶中的兒茶素，具有強大的抗氧化力，是很好的保健飲品，但提醒有胃腸疾病的人，不宜空腹飲用。

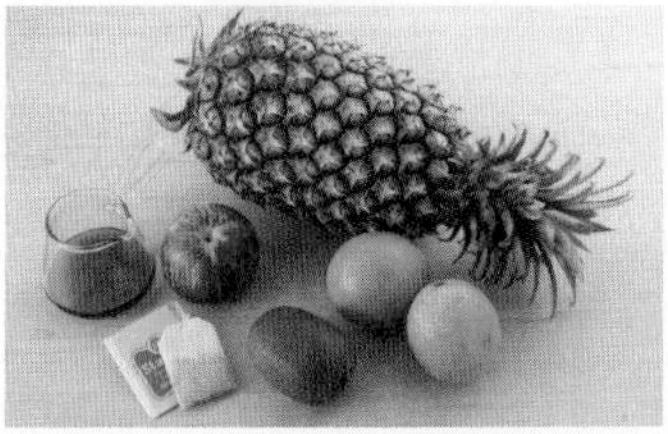

## 香甜熱酒（10人份）

**・材料**

- 紅酒 750克
- 檸檬 1/2個
- 蘋果皮 30克
- 丁香 20個
- 白蘭地或蘭姆酒 20克
- 柳橙汁 1000克
- 柳橙 1/2個
- 肉桂棒 2根
- 糖 80克

**・作法**

1 檸檬、柳丁洗淨、對半切，一半壓汁，另一半各用十個丁香插在表皮上。

2 取湯鍋，將紅酒、插上丁香的檸檬、柳橙與蘋果皮放入鍋中，加糖以小火煮滾後，熄火。浸泡半小時後，再以小火加熱煮滾。

3 飲用前可加白蘭地或蘭姆酒，增加香氣。

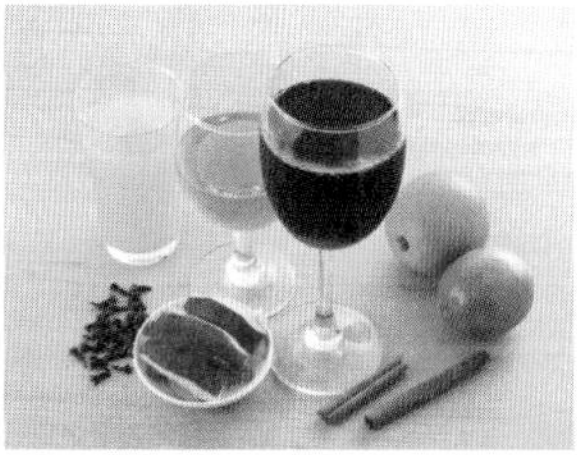

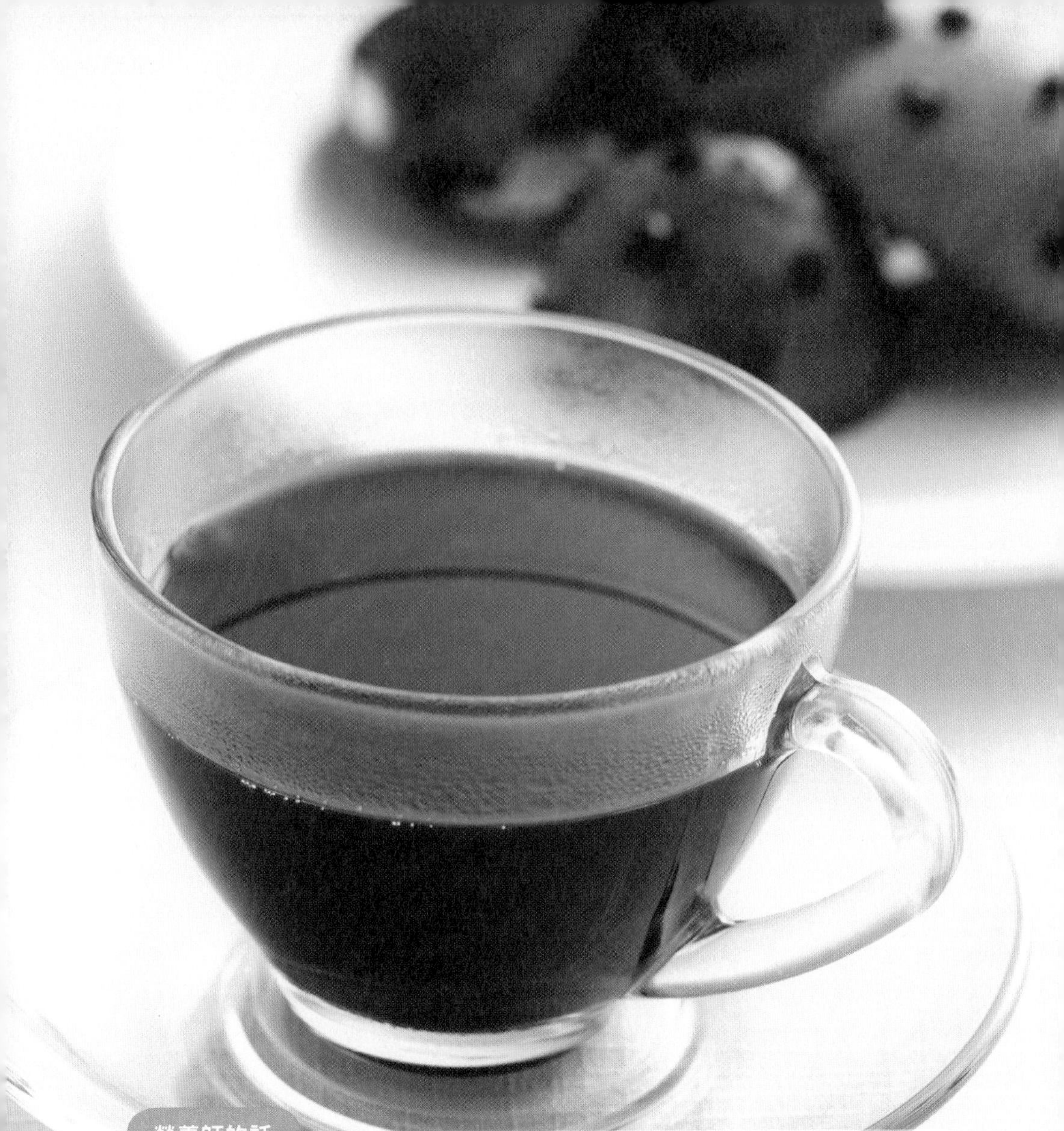

**營養師的話**

歐洲的民眾常於寒冷的冬天飲用一小杯溫紅酒，極具禦寒效果。紅酒中含有白藜蘆醇，是天然的抗氧化劑，每天適量攝取有益心血管的健康。男性每日飲用量不宜超過240C.C.；女性每日飲用量則約為120C.C.。此外，這道飲品加糖製作，因此糖尿病患者應適量攝取。

# 附錄

## 營養師建議搭配菜單

### menu 1
鮮蔬優格沙拉
西班牙海鮮飯
清新藍莓鮮橙汁

### menu 2
雞肉水果沙拉
什錦菇飯
烤鯛魚佐番茄醬
鮮果綠茶

### menu 3
大黃瓜優格沙拉
地中海海鮮炒飯
芒果鮮蔬飲

### menu 4
米豆蔬菜飯
水波鮭魚捲佐藍莓醬
鮮果綠茶

### menu 5
義式乳酪洋菇
希臘海鮮湯
杏仁番茄冷麵
烤里脊捲佐鮪魚醬

### menu 6
彩椒鮪魚義式麵
烤雞肉串
香甜熱酒

### menu 7
希臘式烤蔬菜
希臘海鮮湯
菠菜海鮮餃

### menu 8
開胃鮮蔬棒
醬烤茄泥
薏仁羊肉湯
烤海鮮串

### menu 9
歐式泡菜
醬烤茄泥
海鮮粥

menu 10
開胃洋菇
南瓜濃湯
炒海鮮細麵

menu 11
義式醃彩椒
燉排骨西洋菜
蒜味小卷佐香料飯

menu 12
小燕麥沙拉
南瓜濃湯
烤鯛魚佐番茄醬

menu 13
鮮蔬優格沙拉
水波鯖魚捲佐檸檬南瓜醬
清新藍莓鮮橙汁

menu 14
小燕麥沙拉
蒸圓鱈佐百菇醬
清新藍莓鮮橙汁

menu 15
杏仁番茄冷麵
香煎鮭魚附炒柳松菇
橙香鮮蔬汁

menu 16
鮮蔬優格沙拉
南洋咖哩雞
鮮果綠茶

menu 17
養生蔬菜湯
鄉村番茄洋蔥雞腿
橙香鮮蔬汁

menu 18
鮮果沙拉
豬肉燉蔬菜
香甜熱酒

# 致謝

## 執行製作團隊

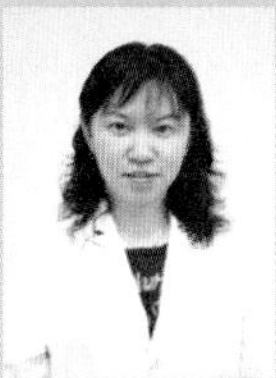
**營養師**
康甄真

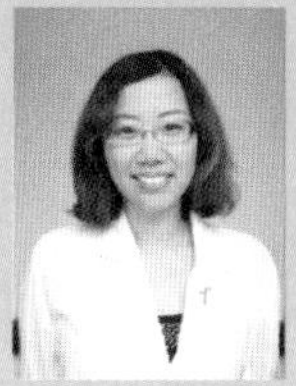
**營養師**
孫穎潔

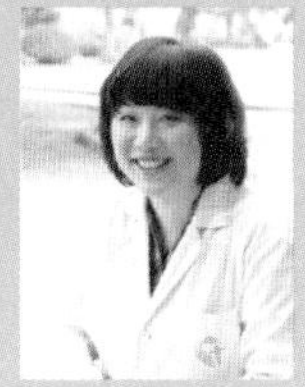
**營養師**
李佩霓

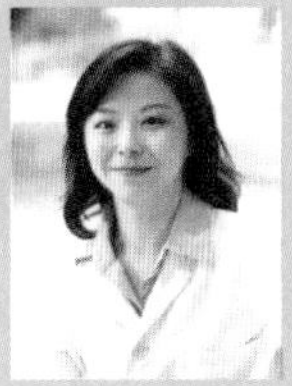
**營養師**
陳雨音

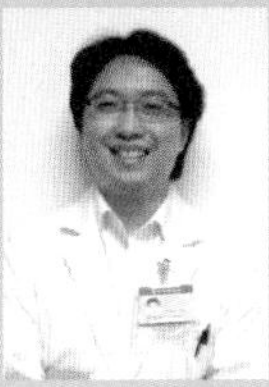
**醫師**
劉議謙

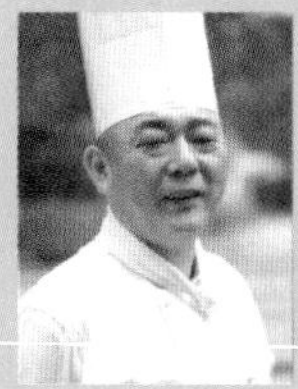
**廚師**
蕭永常

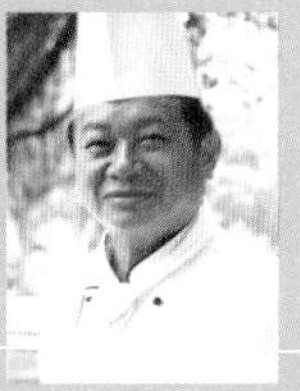
**廚師**
曾群雄

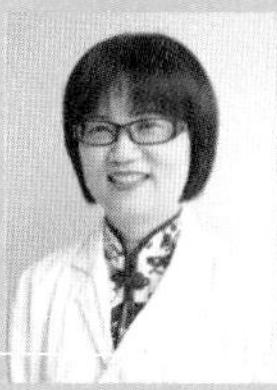
**營養師**
劉麗華

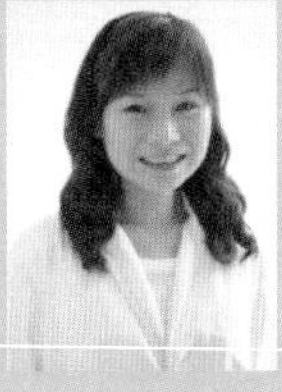
**營養師**
潘怡君

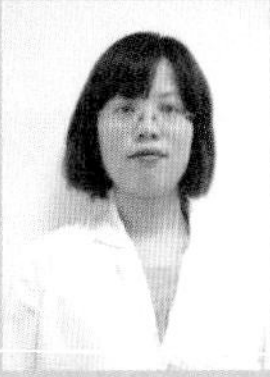
**營養師**
黃美智

專案團隊：

天主教失智老人基金會

Allianz 安聯人壽

天主教耕莘醫院 Cardinal Tien Hospital 輔仁大學醫學院第一教學醫院

天主教耕莘醫院永和分院 Cardinal Tien Hospital Yung Ho Branch

輔仁大學餐旅管理學系

聯合勸募 United Way

製作團隊：

王法舜、江孟哲、李青松、李佩霓、邱書姍、林逸姍、洪山川、洪筱玫、高詩蘋、徐詩旻、徐慧宜、陳麗華、陳俊佑、陳珊、陳俊宏、陳妍希、陳雨音、陳柏云、黃美智、黃信衡、康甄真、曾群雄、曾家琳、孫穎潔、裴駒、劉芳怡、劉議謙、劉麗華、鄭仲淵、鄭子樵、鄧世雄、蕭永常、潘怡君、魯慧文、賴韻茹、魏宏娟、蘇筱婷（依姓氏筆畫順序排列）

特別感謝：

王文華、王果行、王念慈、王寶英、王宜雯、方敬綸、吳玉琴、李育萱、官小燕、周繼源、林恒毅、林芳瑾、郎祖筠、馬以南、馬漢光、許德訓、張隆順、張蓓莉、張巧儒、陳妍杏、黃淑芬、單國璽、葉炳強、陸幼琴、孫越、孫志青、孫明吾、楊志良、葛永勉、廖玲馨、趙健伶、劉嘉玲、劉秀枝、劉怡吟、鄭士鈞、黎建球、駱菲莉、歐晉德、盧濟亞、薛桂文（依姓氏筆畫順序排列）

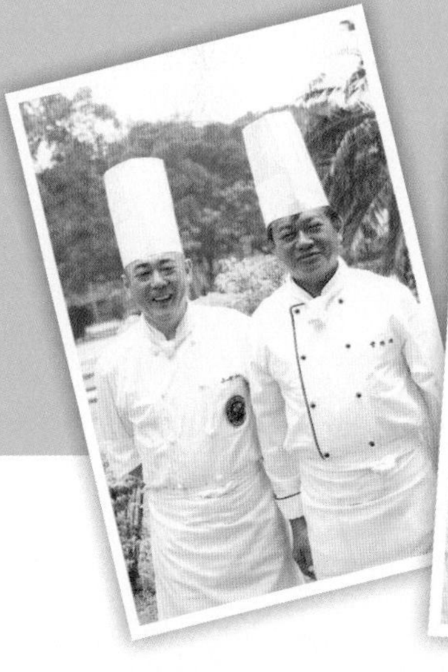

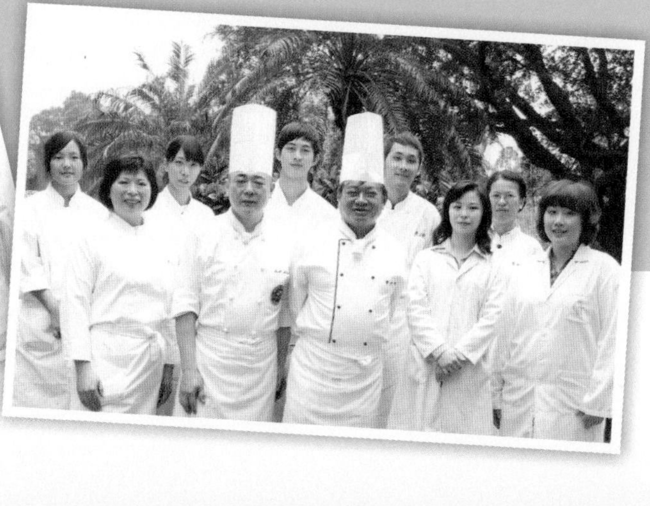

CARE系列007

# 這樣吃，不失智

作　　者—財團法人天主教失智老人社會福利基金會
主　　編—賴佩茹
攝　　影—林宗憶
美術設計—我我設計工作室 wowo.design@gmail.com
插　　圖—簡志剛
校　　對—林冠妏
責任編輯—李玉霜
責任企劃—顏少鵬

總 編 輯—李采洪
發 行 人—趙政岷
出 版 者—時報文化出版企業股份有限公司
10803台北市和平西路三段二四〇號三樓
發行專線—（〇二）二三〇六—六八四二
讀者服務專線—〇八〇〇—二三一—七〇五・〇二—二三〇四—七一〇三
讀者服務傳真—〇二—二三〇四—六八五八
郵撥—一九三四—四七二四 時報文化出版公司
信箱—台北郵政七九～九九信箱

時報悅讀網—http://www.readingtimes.com.tw
電子郵件信箱—newlife@readingtimes.com.tw
法律顧問—理律法律事務所 陳長文律師、李念祖律師
印　　刷—華展印刷有限公司
初版一刷—二〇一一年五月六日
初版六刷—二〇一九年四月三日
定　　價—新台幣二五〇元

時報文化出版公司成立於一九七五年，
並於一九九九年股票上櫃公開發行，於二〇〇八年脫離中時集團非屬旺中，
以「尊重智慧與創意的文化事業」為信念。



這樣吃，不失智／財團法人天主教失智老人社會福利基金會著. -- 初版. -- 臺北市：時報文化，2011.05　面；公分

ISBN 978-957-13-5371-5（平裝）
1.失智症 2.食療 3.食譜

415.934　　100006335

ISBN 978-957-13-5371-5
Printed in Taiwan